ATLAS
MICROPHOTOGRAPHIQUE
DES BACTÉRIES

PAR

G. ITZEROTT ET F. NIEMANN

TEXTE TRADUIT

PAR SAMUEL BERNHEIM

AVEC

126 ILLUSTRATIONS MICROPHOTOGRAPHIQUES

A. MALOINE ÉDITEUR

1895.

ATLAS

MICROPHOTOGRAPHIQUE

DES BACTÉRIES

ÉVREUX, IMPRIMERIE DE CHARLES HÉRISSEY

ATLAS
MICROPHOTOGRAPHIQUE
DES BACTÉRIES

PAR

LE Dr GEORGES ITZEROTT ET LE Dr FRANZ NIEMANN
Professeur de physique à Belzig
Assistant à l'Institut d'hygiène de l'Université à Berlin

AVEC

126 ILLUSTRATIONS MICROPHOTOGRAPHIQUES

TEXTE TRADUIT

PAR LE Dr SAMUEL BERNHEIM

PARIS
A. MALOINE, ÉDITEUR
91, BOULEVARD SAINT-GERMAIN, 91

1895

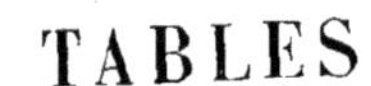

TABLES

TABLE DES MATIÈRES DU TEXTE

LES VARIÉTÉS BACTÉRIENNES PATHOGÈNES

LES VARIÉTÉS SAPROPHYTES

MOISISSURES ET CRYPTOGAMES. BACTÉRIES PLÉOMORPHES

TABLE DES ILLUSTRATIONS MICROPHOTOGRAPHIQUES

Planche VIII

Planche IX

Planche X

Planche XI

Planche XVI

Planche XVII

Planche XVIII

Planche XIX

PLANCHE XX

PLANCHE XXI

INTRODUCTION

Parmi toutes les méthodes de reproduction d'images microscopiques, la microphotographie est indubitablement la seule capable de procurer des documents dignes de foi et à l'abri de tout reproche.

Les publications de Koch placent notamment sous un jour spécial l'importance de la microphotographie.

On remarque en effet, dans ses photographies, jusqu'aux cils flexueux, ces choses qui confinent aux limites du perceptible et que les meilleurs microscopes ne révèlent que très rarement. Cela prouve que la microphotographie est à même de rendre les objets plus fidèlement et plus distinctement qu'aucun artiste ne pourrait les reproduire.

La microphotographie a, par cela même, fourni les moyens d'éviter les causes d'erreur les plus fréquentes en matière de microscopie, c'est-à-dire lorsque l'observateur traduit involontairement dans son dessin son interprétation personnelle de l'image microscopique.

La microphotographie dessine impartialement les objets tels qu'ils sont, à condition toutefois que l'opérateur soit habile en son art et consciencieux en ses procédés.

Nous reviendrons là-dessus à propos de la plaque négative.

La microphotographie offre un autre avantage en ce qu'elle révèle des objets obtenus sous un éclairage aveuglant que l'œil humain serait inapte à supporter. La plaque s'impressionne malgré certaines différences d'éclairage qui fatigue notre vue. Il est même des objets que des différences d'éclairage nous cachent et que la plaque reproduit, attendu que les impressions lumineuses s'y additionnent.

Il résulte de la microphotographie d'autres avantages encore, — et non des moindres, — c'est-à-dire ceux ayant trait à la démonstration publique. Par l'établissement d'images photographiques sur verres, connus sous le nom de diapositifs, on peut projeter des images agrandies sur de vastes transparents blancs où les détails peuvent être observés du même coup par un nombreux auditoire.

Dans la plupart des salles de conférence il existe des projecteurs de ce genre et généralement de très bonne fabrication.

Depuis que l'héliogravure donne des planches d'une fidélité qui ne les font plus distinguer des épreuves directes, on a pu répandre dans le public des reproductions de préparations qui jusque-là n'étaient accessibles qu'à de rares laboratoires. Ces épreuves sont aussi d'une application efficace dans les travaux rigoureusement scientifiques.

A l'aide de la microphotographie, il est désormais possible d'établir des comparaisons de grandeur et de volume entre les objets les plus divers, ce qui, naguère, n'était réalisable qu'à l'aide de plusieurs microscopes. Et quant à faire ces comparaisons à l'aide d'un appareil unique, chacun sait que le temps pris par les changements de préparation, mise en train et mise au point, est à lui seul suffisant pour effacer l'impression première avant la réception de la deuxième.

Il est à considérer que le même microbe n'aurait pas été inutilement découvert par plusieurs chercheurs successifs si l'image originale avait pu être reproduite fidèlement la première fois.

Les meilleures mensurations se prennent sur le négatif ou le diapositif parce que le papier subit des rétractions par les traitements successifs.

La question de savoir si la plaque est impressionnée par des objets imperceptibles à l'œil est à résoudre par l'affirmative si l'on prend soin d'utiliser les rayons à ondes courtes, car celles-ci agissent sur la plaque mais non sur l'œil.

Ces avantages ont pour contre-partie certains inconvénients, sans gravité, d'ailleurs, ni pour l'opérateur, ni pour l'homme de science.

L'épreuve microphotographique ne révèle qu'une partie de la préparation, alors que celle-ci, exposée sur tout son champ à l'œil armé, lui présente toutes les variétés. Mais cette lacune est purement théorique, car il existe toujours une portion du champ présentant des microorganismes sous toutes les faces et synthétisant la préparation intégrale. Un peu d'exercice et de la patience suffisent à déterminer l'emplacement le plus propice en évitant ainsi le tirage de plusieurs clichés pour une même préparation.

Nous savons que le microscope ne reproduit avec netteté que les surfaces nettement circonscrites et que tout ce qui les domine ou ce qui est placé au-dessous apparaît plus ou moins *flou*.

Au moyen de la vis micrométrique, l'observateur peut à son gré offrir à son regard les objets nettement exposés en négligeant les autres estompés.

La plaque photographique n'a pas cette propriété. Elle reproduit le net et l'estompe sans distinction. L'image s'en ressent en finesse et en beauté.

En outre, des objets étrangers à la préparation sont reproduits du même coup, tels que poussières, précipités de colorants, bulles d'air, ombres, etc., qui peuvent compromettre la fidélité de l'image.

Par suite, on conçoit que toutes les préparations ne sont pas susceptibles d'être photographiées. Parmi celles-ci, il faut compter les préparations naturelles, ou d'une coupe trop plate ou trop mince, telles que les préparations bactériennes.

Il faut éviter toutefois d'altérer le caractère des préparations par les coupes.

Malgré cela, les photographies des préparations défectueuses elles-mêmes accusent des détails tellement précieux qu'elles ont toujours un certain intérêt. Cela réduit de beaucoup le nombre des préparations véritablement indignes d'un bon opérateur.

La microphotographie a traversé une phase de discrédit imputable avant tout à l'inhabileté des opérateurs et au choix inopportun des sujets. Une photographie incomplète, aux contours nuageux, des anneaux lumineux, des bulles d'air et des taches, fait plus de tort que d'usage.

La courbure inévitable du champ visuel, surtout dans les objectifs à fort grossissement ne permet de fixer nettement qu'une partie du champ visuel et de la reproduire par la photographie. Cela peut avoir un effet perturbateur. Mais au moyen des oculaires projecteurs, on peut arriver à réduire les indécisions des bords à leur minimum.

Ce qui limite la pratique de la microphotographie parmi les savants, ce n'est pas la difficulté technique, mais la cherté des appareils nécessaires. C'est ainsi que le microscope Zeiss, avec tous ses accessoires, coûte au minimum 3,750 francs. C'est aussi le plus parfait qui existe, mais également celui qui donne les meilleurs résultats.

Les épreuves annexées à cet ouvrage ont été obtenues à l'aide d'une chambre noire exécutée par nous-même, mais toute autre de 13/18 peut faire le même office. Nous parlerons plus loin de son application.

APPAREIL MICROPHOTOGRAPHIQUE

ATLAS MICROPHOTOGRAPHIQUE

DES

BACTÉRIES

L'APPAREIL MICROPHOTOGRAPHIQUE

La théorie de la microphotographie consiste à fixer sur la plaque sensible l'image fournie par le microscope. L'intermédiaire en est la chambre obscure.

Aussi, les organes essentiels d'une installation de ce genre sont : l'appareil producteur de l'image, autrement dit le microscope, et le récepteur ou reproducteur, c'est-à-dire la chambre obscure.

A cette fin, tout microscope, dont l'axe du tube est rigoureusement perpendiculaire au porte-objet et dont la vis micrométrique est sensible, pourra faire l'office. La vis micrométrique ne devra surtout pas tourner à fond. Le microscope devra pouvoir se couder à 90° attendu que la plupart des chambres obscures sont horizontales. Les dispositions accessoires telles que les plates-formes mobiles et les porte-objets à coulisse sont d'un grand secours et facilitent la besogne.

Le microscope de Zeiss, dont nous donnons la reproduction, est le meilleur appareil imaginable pour la microphotographie.

La chambre noire se distingue des chambres ordinaires en ce qu'elle doit être susceptible de grand allongement.

Son extrémité antérieure sera fixée hermétiquement à l'oculaire du microscope. Le meilleur procédé de conjonction est celui de Zeiss qui évite le contact des deux parties. Le tube du microscope est muni d'une double capsule dans laquelle on enfonce la douille de l'objectif de la chambre. Il faut éviter tout contact entre la chambre et le microscope, pour ne pas s'exposer à un décentrage lors de la secousse inséparable de l'insertion de la plaque. Ces secousses et toutes autres possibles seront encore mieux évitées par le placement du microscope et de la chambre sur deux tables différentes.

La nécessité de distendre la chambre pour obtenir de forts grossissements entraîne le fonctionnement proportionné de la vis micrométrique, ce qui n'est exécutable qu'au risque de secousses, ou tractions latérales. On y obvie parfaitement au moyen de la clef de Hooke. Une autre méthode, celle de Neuhans, permet une fixation d'une précision infinie. L'appareil consiste en une pince que l'on fixe sur la tête de la vis micrométrique. Cette pince se termine en une longue tringle. On fixe, le long de cette tringle, deux fils qui courent sur deux poulis, et dont la traction suffit à obtenir les plus faibles rotations de la vis micrométrique.

C'est cet appareil que nous avons utilisé nous-mêmes.

Toute lumière sera aussi efficace que celle du soleil, à condition d'être aussi intense, permanente et fixe. Le mouvement apparent du soleil sera compensé par l'emploi de l'héliostat, dont le mouvement d'horlogerie rachète l'influence de la rotation terrestre. Le soleil donne la plus grande intensité lumineuse mais non pas l'uniformité qui elle est subordonnée à sa marche ainsi qu'à l'hydratation variable de l'atmosphère, sans compter toutes les autres influences de l'air. De là, de nombreuses différences de lumière qui imposent une durée différente à chaque tirage.

D'autre part, sous notre latitude, on ne dispose pas en toute saison du soleil. Aussi, le mieux est d'y renoncer dans tous les cas où l'on n'est pas tenu à opérer avec l'aide d'ondes courtes, d'autant plus que les sources de lumière artificielle sont amplement suffisantes.

MICROSCOPE

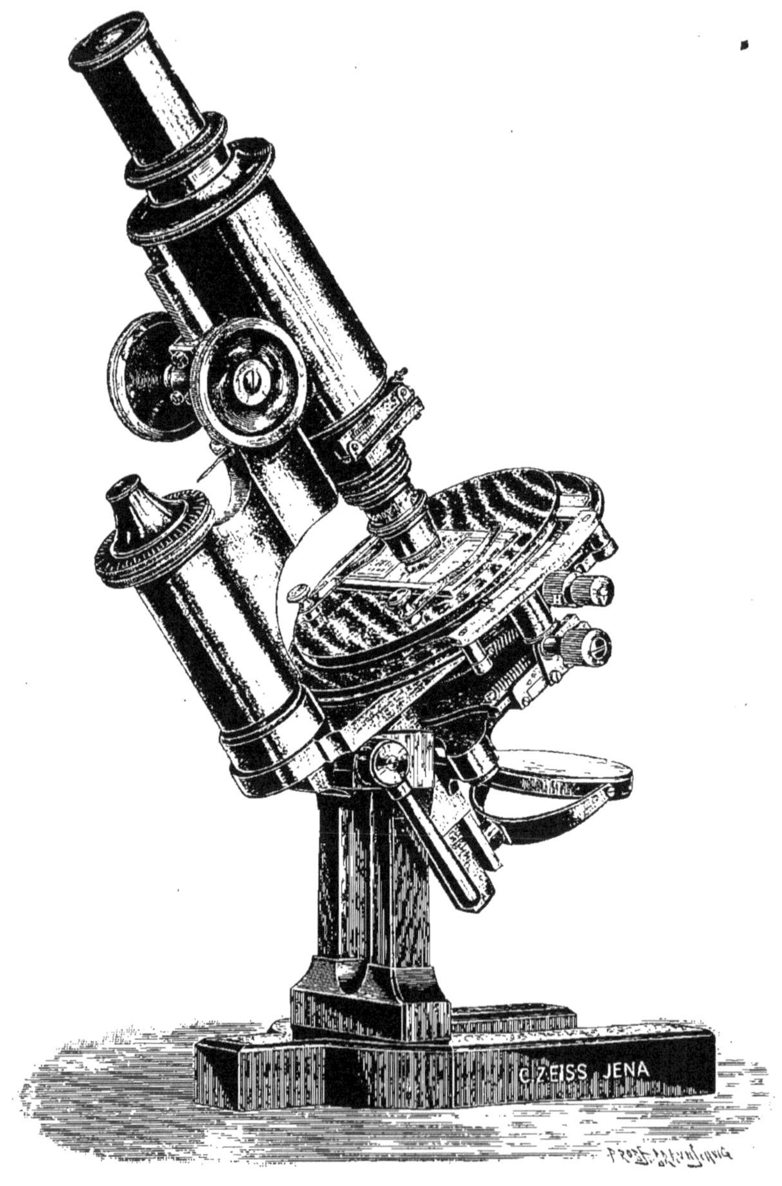

Parmi celles-ci, les meilleures sont celles au pétrole et au gaz. Pour cette lumière le bec Auer est l'adjuvant le plus efficace à cause de la fixité, de l'intensité de son éclairage, mais surtout à cause des ondes courtes qu'il émet.

Le pétrole fournit aussi une lumière égale et fixe. Mais son ton jaune exige de préférence des plaques sensibles à cette nuance. Le défaut d'intensité se compensera par une pose plus longue. Nous nous sommes servis du pétrole qui, même dans les grossissements au mille, nous a donné d'excellents résultats.

La lumière au magnésium, dont le pouvoir rayonnant est considérable, a le défaut de n'être émise par aucune lampe à fonctionnement régulier. Le centre lumineux se déplace souvent et produit des obscurcissements du champ tout entier.

La lumière de l'arc voltaïque, qui a les mêmes qualités, a aussi le défaut de l'instabilité que l'on ne peut corriger que par l'interposition du verre laiteux, d'où une perte de clarté.

Somme toute, la meilleure lumière est celle du pétrole. L'inconvénient des poses prolongées n'a pas grande importance, vu qu'il ne s'agit que de quelques minutes. Si l'on dispose du gaz, le mieux est de lui faire traverser un bec Auer. Par ces moyens, on pourra utiliser toutes les heures du jour, alors qu'avec la lumière solaire, cela ne se peut qu'en été, et encore pendant un temps limité.

L'ASSEMBLAGE ET LA MANIPULATION DE L'APPAREIL MICROPHOTOGRAPHIQUE

A

L'assemblage de l'appareil.

Il faut organiser l'assemblage de façon à parer à toute secousse ultérieure pendant l'opération.

Le passage des voitures, le va-et-vient dans la pièce ou dans les appartements supérieurs entraînent généralement des insuccès surtout dans les forts grossissements avec système à immersion. Il faut, de préférence, choisir un local au rez-de-chaussée, donnant sur une cour, pour se garer ainsi des vibrations venant de la rue. Par surcroît de précautions, il faut placer une double couche de feutre sous tous les appareils.

Suivant l'exemple donné par Zeiss, on sépare maintenant le microscope et la chambre en plaçant chacun d'eux sur une table différente; lorsque l'on désire obtenir de forts grossissements, on dispose ces tables au milieu de la pièce pour pouvoir contourner l'installation sans encombre.

La figure suivante représente le grand appareil microphotographique de Zeiss.

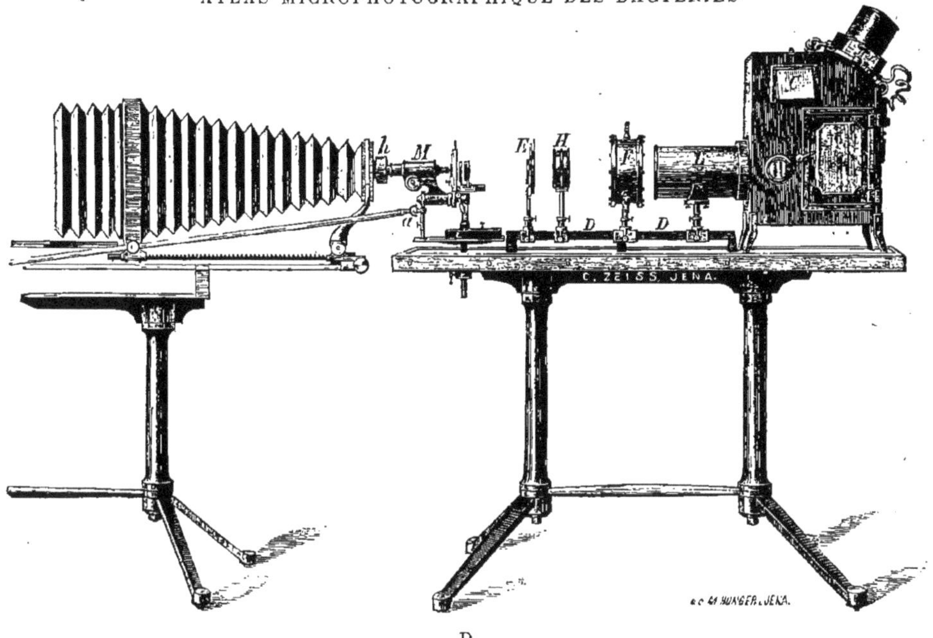

B

Centrage.

L'essentiel pour obtenir de bons résultats photographiques est de centrer mathématiquement, c'est-à-dire de placer l'axe du microscope verticalement au viseur.

Ce centrage sera acquis, lorsque le cercle lumineux projeté par la lampe après élimination de l'oculaire et de l'objectif occupe toujours le centre du viseur même si la chambre obscure est allongée. Ce travail sera facilité et contrôlé par un faux oculaire en verre dépoli ou par un oculaire à divisions quadrillées. Outre ce centrage, il y a aussi celui des appareils d'éclairage.

Le meilleur de ces appareils destiné à la microscopie est le condenseur d'Abbès. On peut par celui-ci utiliser entièrement l'ouverture de 1,40. Il permet aussi le rétrécissement de la quille lumineuse et l'utilisation de la lumière oblique.

Dans ces derniers temps, Zeiss a construit un condenseur achromatique et possédant un appareil à centrage très exact.

C

Eclairage des objets.

Dans la microphotographie, l'éclairage précis joue un très grand rôle.

Les principes en vigueur aujourd'hui ont été indiqués par Moitessier et mis en pratique par Koch.

La règle est généralement admise d'obturer l'image lumineuse sur la surface de l'objet, dès qu'il s'agit d'obtenir des grossissements moyens ou forts.

Ce procédé offre l'avantage d'un éclairage uniforme de la totalité du champ et permet de renvoyer de la lumière uniquement sur la partie destinée à être reproduite. En même temps, on utilise l'ouverture intégrale de l'appareil lumineux.

Mais, d'autre part, les condenseurs ne traduisent la lumière du pétrole reçue même à proximité que par une surface très réduite, au point que celle-ci ne peut remplir le champ d'un objectif fort ou même moyen.

On pallie à cet inconvénient en interposant entre le foyer et le condenseur une lentille de concentration.

Suivant Koch, voici le procédé à employer pour renvoyer nettement la lumière sur l'objet.

On place devant le condenseur un disque en verre dépoli et l'on dispose l'appareil lucifère de façon à ce que le noyau lumineux du disque soit visible par le microscope. Au moyen de la lentille de concentration, on projette sur cette partie éclairée du verre dépoli toute l'image du foyer lumineux. Après élimination du verre, le faisceau lumineux se trouvera projeté par le condenseur sur la surface de l'objet. Le petit disque lumineux projeté par la lentille de concentration sera traduit en plus grand par le condenseur, à condition que ce disque se trouve entre la simple et la double distance focale du condenseur.

Dans les tirages avec de très faibles objectifs au moyen de l'apochromatique de Zeiss, à distance focale de 75 millimètres, on procède autrement en projetant le disque lumineux au milieu de l'objectif. On y parvient le plus aisément en mesurant la distance entre l'objectif et l'objet après avoir visé exactement. Ensuite, on enlève le tube et l'on place une feuille de papier blanc à l'endroit de l'objectif. Sur le papier on projettera un disque lumineux au moyen de la lentille centralisante; après avoir enlevé la feuille et replacé le tube, on retrouve le disque juste au centre de l'objectif.

L'obturation de l'image focale vers la surface de l'objet a l'avantage, dans les forts grossissements, de faire éclairer uniformément tout le champ et d'utiliser toute l'ouverture de l'appareil éclairant.

L'expérience a démontré que les épreuves réussissent d'autant mieux que le faisceau lumineux arrivera plus concentré sur l'objet et que ses contours seront plus nets. Pour éviter tout chauffage de la préparation, on fera bien d'intercaler une cuvette d'eau distillée ou une solution d'alun qui a la propriété d'absorber les rayons de chaleur.

D

Les objectifs et leur différence focale.

Les objectifs microscopiques ordinaires sont conditionnés de façon telle que les rayons du spectre les plus clairs pour nous y sont réunis en une image très nette. Seules deux couleurs du spectre, le rouge et le bleu sont réunies en un seul foyer, tandis que les couleurs intermédiaires, le jaune et le vert, mais notamment les couleurs situées à la fin du spectre qui sont le violet, et le violet foncé, restent intactes.

Si l'on voulait exécuter une épreuve photographique avec un objectif semblable, même après avoir placé une image nettement visible pour l'œil sur la plate-forme, on n'obtiendrait jamais une image nette attendu que les rayons jaunes les plus efficaces pour l'œil se sectionnent sur un point tout autre que celui où les bleus et les violets efficaces pour la plaque ne se sectionnent eux-mêmes.

On désigne ces propriétés des objectifs sous le nom de différences focales, et qui s'accusent davantage dans les objectifs faibles que dans les systèmes forts.

Pour éviter cette différence focale, on a appliqué plusieurs méthodes, dont nous n'indiquerons que les plus usitées.

Suivant Harting, il faut procéder comme suit : la tête de la vis micrométrique a une division pour laquelle une pointe fixe sert d'indicateur.

Au moyen de tirages d'essai, on arrive à déterminer le nombre de tours à exécuter à droite ou à gauche pour obtenir un cliché photographique nèt, après avoir projeté à l'œil une image très nette sur le verre dépoli. Cette méthode s'applique principalement aux objectifs faibles.

Suivant un autre procédé, l'objectif reste dans la même position après fixation. Dans cette position, on fait un tirage d'essai qui sera d'autant plus flou que la distance focale sera plus grande. En déplaçant le verre dépoli, on détermine la distance au moyen de laquelle on obtient les clichés les plus nets. Par suite, si l'on obtient à 60 centimètres de longueur de chambre une netteté suffisante devenant plus accentuée à 55 centimètres, on prendra le premier chiffre comme règle d'où l'on partira plus tard à la recherche du maximum des nettetés.

L'emploi de la lumière dite monochromatique est une autre méthode servant à éviter la distance focale; on peut se la procurer par l'emploi de filtres à lumière, qui consistent en récipients de verre à parois parallèles (cuvettes), et que l'on remplit de certains liquides colorés.

Voici les filtres à lumière monochromes les plus usités.

1. — Filtres à lumière bleue.

a. *Solution ammoniacale* obtenue par une solution de 10 parties de sulfate de cuivre dans 40 parties d'ammoniaque.

b. *Solution de Fehling.* — Dissoudre 10 grammes de sulfate de cuivre dans 75 centimètres cubes d'eau distillée, ajouter 30 grammes de potasse caustique et 40 grammes de sel de Seignette dans 75 centimètres cubes d'eau distillée. Filtrer ces mélanges.

Ces deux filtres ne compensent pas totalement la distance focale. Les rayons violet foncé traversent encore la première solution. Ils ne seront complètement absorbés que par un second filtre contenant une faible proportion de solution d'esculine, 15 p. 1000. Les rayons bleus, rouges et jaunes traversent aussi la solution de Fehling. Ces rayons, étant les plus perceptibles à l'œil lors du fixage, on n'arrive pas à les éloigner totalement au moyen de cette solution.

2. — Filtres jaunes et verts.

Nos plaques au gélatino-bromure n'accusent guère de sensibilité au jaune et au vert, mais par contre beaucoup au bleu et au violet. Aussi, avant l'application des plaques dites orthochromatiques, les filtres jaunes et verts ne pouvaient être utilisés, car on aurait dû étendre l'éclairage à l'infini. Ces plaques orthochromatiques, que l'on obtient par un mélange d'érythrosine ou d'éosine, ou à l'émulsion ou par un bain de plaques ordinaires dans une solution colorée correspondante, accusent une grande sensibilité aux rayons jaunes et verts.

Cette propriété permet l'emploi de filtres jaunes qui donnent une lumière presque entièrement monochromatique.

Voici les filtres usités :

a. — Filtres de Zettnow, consistant en un liquide qui, à l'état concentré, laisse traverser un étroit filet du lumineux du spectre d'une longueur d'ondulation de 570 à 550, de façon que l'on peut appeler la lumière véritablement monochrome.

Pour le filtre, la recette de Zettnow est la suivante : 160 grammes de nitrate de cuivre et 14 grammes d'acide chromique pur sont délayés dans 250 centimètres cubes.

La recette suivante produit une solution moins concentrée : 175 grammes de sulfate de cuivre, 17 grammes de bichromate de potasse, 2 centimètres cubes d'acide sulfurique sont mélangés dans un demi à un litre d'eau. Cette solution employée en épaisseur de 1 à 2 centimètres suffit presque pour tous les cas. On peut diluer du double dans les travaux au pétrole.

b. — Le filtre Eder se compose de vert clair d'aniline ou de sulfate d'indigo avec une forte solution d'acide picrique. Mais celle-ci laisse encore passer des rayons bleus en quantité.

c. — Le filtre au chromate de potasse se compose d'une solution aqueuse saturée de bichromate de potasse.

Les verres de couleur ne sont pas de bons filtres, car ils ne fournissent jamais de lumière monochromatique. Au contraire, ils laissent passer avec leur propre couleur beaucoup d'autres rayons colorés.

L'appareil d'éclairage de Hartnack représente encore une autre méthode monochromatique. Il se compose d'un système de prisme à forte dispersion. Par une disposition de fentes, on peut amener successivement les différentes couleurs vers le champ. Mais cette méthode n'a pu s'implanter.

Nous voyons donc que l'emploi des objectifs microscopiques ordinaires exige l'addition de certaines mesures pour obtenir des clichés nets et utilisables. La mise en train devient tout autre lorsque l'on se sert d'objectifs *ad hoc*.

Les objectifs de Seibert et de Krafft suppriment la distance focale et donnent des images nettes à longue distance de l'image et sans oculaire.

C'est par ces objectifs que Koch a obtenu ses magnifiques clichés, et il en exprime sa plus grande satisfaction. Naturellement, tous ceux déjà exercés à pallier aux défauts des objectifs ordinaires ne tiennent pas à se charger en sus d'un jeu d'objectifs nouveaux et très onéreux.

L'apochromate calculé par Abbé et construit le premier par Zeiss a représenté un grand progrès dans l'optique. Les nouvelles lentilles établies par le Dr Schatt possèdent un indice de réflexion élevé ainsi que le spathfluor, dont la flexion et la radiation des couleurs est toute particulière.

Ces lentilles ont permis de fabriquer un système propice à l'observation directe comme à l'emploi microphotographique qui permet d'éviter tous les défauts inhérents aux objectifs ordinaires.

Tout d'abord, ces systèmes concentrent trois formes différentes du spectre sur un seul point de l'axe optique du système lenticulaire.

Par cela même, on a obtenu l'élimination du spectre dit secondaire des autres systèmes lenticulaires achromatiques.

Le deuxième perfectionnement consiste dans la correction des aberrations sphériques pour deux couleurs différentes au lieu des corrections obtenues jusqu'ici pour le ton le plus clair du spectre. L'absence de toute distance focale en fait des objectifs microphotographiques excellents.

Ces apochromates une fois connus plus exactement ont été fabriqués par l'opticien Hartnack (de Posdam) dans des conditions telles que l'on peut les placer sur le même rang que ceux de Zeiss.

La plupart de nos clichés ont été obtenus par les apochromates Hartnack. Nous les conseillons à ceux qui veulent s'épargner de la besogne et de la peine.

La construction des apochromates permet de varier la longueur des soufflets dans de grandes proportions, de sorte que l'on peut obtenir ees grossissements variables par le même système, en employant les oculaires projecteurs.

E

Projection de l'image.

La projection de l'image produite par l'objectif sur la plaque sensible peut être exécutée de différentes façons.

Lorsque l'on se sert exclusivement de l'objectif pour la projection, il faut que la plaque soit éloignée de l'objectif en raison du grossissement que l'on recherche. Par suite, il faut avoir une chambre noire très longue ou agrandir après coup les clichés obtenus par une petite chambre.

Les objectifs ordinaires ne donnent jamais de bons résultats sans oculaire.

Ceux de construction courante ne sont corrigés chromatiquement et sphériquement que pour le trajet même du tube. Pour d'autres plus longs, ils ne donnent que des images floues.

Les images apparaissent telles, faute de correction des déviations sphériques et sont entourées d'une bordure irisée produite par le fait que la grande distance de l'image ne permet pas aux couleurs de se couvrir exactement. Le résultat sera un négatif estompé.

Au début, on se servait des oculaires ordinaires pour obvier à la grande distance. Mais ces appareils optiques sont assez imparfaits, applicables à notre œil susceptible d'accommodation mais qui ne donnent aucun bon résultat sur le verre dépoli. Le dessin est gras, les détails ont des contours irisés. Les opticiens ont cherché à éviter ces mouvements par la construction de nouveaux instruments.

Nous avons déjà dit que quant aux objectifs ils y avaient réussi.

C'est encore Zeiss qui, sous le nom d'oculaires de projection, a introduit son système de lentilles qui élimine ces inconvénients aussi bien dans la projection directe au moyen de l'objectif que dans l'emploi des oculaires ordinaires.

Ces oculaires projecteurs ont la forme extérieure des autres et se relient à l'objectif par insertion dans le tube. Ils possèdent ainsi une lentille collective. Mais la lentille oculaire se compose d'un système sphérique et corrigée chromatiquement à la manière des objectifs photographiques elle donne une image plane, franche de toute distance focale et de déviations lumineuses secondaires. Un diaphragme est interposé entre le système lenticulaire concentreur et le système lenticulaire proprement dit, afin de circonscrire le champ de l'image. Par une simple rotation, le système lenticulaire pourra être rapproché ou éloigné du diaphragme.

Les oculaires projecteurs fabriqués par Hartnack suivent ce principe et donnent des résultats exemplaires. On peut les utiliser pour les apochromates aussi bien que pour les objectifs ordinaires. L'oculaire projecteur n° 2 donne le double à 160 millimètres, le n° 4 donne le triple du grossissement direct à la même distance du verre dépoli.

Voici le procédé pour projeter l'image sur le verre dépoli au moyen de l'oculaire projecteur.

Après avoir mis au point avec un oculaire ordinaire, on le retire et le remplace par un oculaire projecteur; puis on cherche, en approchant ou éloignant la lentille extérieure, à mettre au point de la façon la plus nette sur le verre dépoli le champ qui se trouve dans l'oculaire; au moyen de la vis micrométrique, on mettra alors l'image au point sur le verre dépoli.

F

Le grossissement.

Comme nous l'avons dit, un des nombreux avantages de la microphotographie est de pouvoir obtenir facilement des grossissements mathématiquement exacts qui permettent des comparaisons certaines sur les épreuves.

Voici comment on fixe le grossissement sur le verre dépoli.

Sans changer quoi que ce soit, on substitue à la préparation un micromètre divisé en millimètres. Si chaque division apparaît grande de 10 centimètres, le grossissement sera de mille fois. De cette façon, on pourra calculer la distance nécessaire de l'objet pour obtenir des grossissements de 500, 300 et 200. Il est bon de noter tous les chiffres nécessaires à l'obtention d'un certain grossissement tels que ceux de l'objectif, oculaire, projecteur, longueur de la chambre et du tube, afin de n'avoir pas à recommencer à tout bout de champ.

Quel est le grossissement à choisir dans la reproduction d'objets microscopiques?

On a cru pendant un certain temps que la microphotographie

pouvait permettre des grossissements à l'infini à l'aide des procédés d'agrandissement.

On a bientôt abandonné ce procédé nuisible même à la microphotographie. On s'est arrêté au principe de ne pas grossir au delà de la netteté maxima. On peut parfois agrandir le négatif du double ou du triple pour faciliter l'examen aux presbytes.

Les préparations histologiques ne doivent pas dépasser le 1/200; pour les bactéries et coccus le 1/1000. Dans les préparations de coupes, où la position est plus importante que la forme des bactéries, le 1/500 est suffisant.

Dans les clichés diatoméens le grossissement variera entre 100 et 1000 suivant la finesse du dessin.

Dans l'amphiplèvre pellicide les détails les plus fins ne sont perceptibles qu'au millième.

Pour les faibles grossissements, Zeiss a construit des apochromates de 70 millimètres et 16 millimètres et Hartnach de 54 et 27 millimètres de distance focale, de sorte que l'on peut en obtenir des grossissements de 15 à 150. Pour les grossissements moyens, les systèmes n° 4 et n° 7 de Hartnack sont les plus efficaces.

Pour les grossissements plus grands, les apochromates d'Hartnack sont les meilleurs.

G

Les préparations.

Le principe généralement admis est qu'une bonne préparation est d'importance capitale pour la réussite d'un bon cliché.

Alors qu'il est déjà difficile de choisir le meilleur point de la préparation destiné à la reproduction, l'inconvénient sera autrement grand lorsque la plaque reproduit en même temps les précipités des colorants et les objets étrangers que l'œil avait négligés.

Aussi, est-il nécessaire de confectionner les préparations avec le plus grand soin en surveillant la pureté du colorant et l'intrusion des bulles d'air. Les coupes devront être le plus minces possible, ce qui réussit facilement à l'aide des microtomes aujourd'hui très perfectionnés.

Pour le tirage, la coloration des objets est d'une grande importance. Si l'on pouvait obtenir une coloration brune ou noire, cela supprimerait mainte difficulté; malheureusement, cela ne se peut pour les bactéries. Aussi, a-t-on eu recours à présenter les couleurs en noir à l'œil et même à la plaque sensible, en condensant la lumière à-travers des filtres appropriés et qui éteignent le spectre des solutions colorées.

Les spectres de la fuchsine, du bleu méthylique, du violet de gentiane sont éteints par la cuvette remplie de liquide de Zettnow. Par suite, les préparations colorées ainsi apparaissent noires sur fond vert. Plus la couleur sera faible, plus la solution filtrante devra être dense.

Voici la manière dont se produit l'image avec des préparations colorées et incolores.

Chez ceux-ci, l'image se produit en ce que les rayons lumineux traversant le diaphragme et l'objet produisent des effets diffragants qui se reproduisent sur la plaque en parties lumineuses et ombrées.

Nous savons que ces effets diffragants se présentent d'autant plus forts que le cône d'éclairage sera plus petit. Au moyen des diaphragmes, qui accompagnent les appareils d'éclairage d'Abbé, il nous est loisible de réduire la largeur du cône lumineux, mais il ne faut pas exagérer ce rétrécissement, car on s'expose à obtenir des bords clairs qui entourent toutes les lignes de l'image et compromettent la netteté du dessin. En outre, l'image perd en clarté de sorte que les plaques ne doivent pas, pendant un laps de temps inutile, rester-exposées à la lumière. Lorsque l'on tire des diatomées qui ont un angle de flexion de 1,5, le diaphragme doit avoir un angle de flexion très élevé afin de produire suffisamment des phénomènes diffragants. Aussi, les diatomées, amphiplèvres pellucides, surirella gemma, etc., sont couchés dans des milieux qui ont un angle de flexion de 2,1 à 2,4, tels que phosphore réalgar. D'autres, plus solubles, le seront dans le chlorure de zinc, iodure de potassium, iodure de mercure, monobrome, naphtaline. En les y plaçant, on obtient d'excellents résultats.

Dans les préparations colorées, la reproduction ne se fait pas par différence du pouvoir de flexion, mais par des phénomènes d'absorption. Ils se produisent lorsque le cône lumineux est le plus grand possible, ce que le condenseur d'Abbé accomplit.

L'éclairage au condenseur complet d'Abbé détruit l'image de la structure et isole l'image colorée. Par cet éclairage, on évite surtout avec les bactéries en coupes que des petites bactéries colorées ne soient couvertes par les contours des parties de tissu lorsque ces parties sont visibles.

Par suite, la règle dans le tirage des préparations incolores est-elle d'employer le condenseur Abbé avec le diaphragme étroit, et dans des préparations colorées le condenseur ouvert.

LE TIRAGE PHOTOGRAPHIQUE ET L'ÉTABLISSEMENT DU NÉGATIF

Dans ce chapitre, nous décrirons le procédé que nous avons employé pour le tirage des préparations bactériennes à l'aide de notre appareil.

L'appareil se compose de deux parties : la table à microscope et sa lampe et la chambre obscure sur une autre table. La première est en fer, elle porte un banc mobile en tous sens pour le centrage. Le microscope est vissé sur un bout de ce banc, son pied est coudé. La table supporte aussi la lampe, les filtres et une lentille convexe montée sur une genouillère à boule.

La chambre se trouve placée sur une planche à coulisse de l'autre table, laquelle est en chêne, éloignée environ à 50 centimètres de l'oculaire du microscope. Là planche à coulisse rapproche de l'oculaire la chambre qui est munie d'un tube en cuivre. La jointure hermétique s'opérera de la façon décrite plus haut et indiquée par Zeiss.

La chambre est de fabrication ordinaire et du format 13/18. La longueur maxima sera de $1^m,50$. L'allongement de la vis micrométrique s'opérera comme il est décrit plus haut. Cette installation, que tout ébéniste peut construire, est pratique et surtout bon marché.

Après avoir placé le tout et exécuté le centrage, on pourra tirer. En poussant la planche à coulisse, on éloigne la chambre du microscope et à l'aide d'un oculaire ordinaire et d'un apochromètre, on met la préparation au point. Ensuite, on substitue l'oculaire projecteur à l'oculaire ordinaire et l'on règle la netteté au moyen de la vis micrométrique.

Après cela, on fixe les ficelles de la vis micrométrique et l'on joint la chambre avec le tube de façon hermétique.

A ce moment, l'image se projettera grossie sur le verre dépoli. Le micromètre aura déjà servi à fixer le grossissement. Mais, pour une mise au point nette le verre dépoli ne suffit pas lorsqu'il s'agit de grossissement à 1000 des bactéries. Il a un grain trop grossier inutilisable surtout avec des filtres verts, qui atténuent de beaucoup la lumière. On le remplace alors par un verre qui porte une croix gravée sur sa face postérieure. Au moyen d'une lampe placée de telle façon qu'elle rend la croix très nettement, on arrive à une mise au point mathématique en faisant manœuvrer convenablement les ficelles de la vis micrométrique jusqu'à ce que l'on aperçoive bien les contours des bactéries; on obtient le maximum de netteté lorsque le moindre mouvement des ficelles estampe les contours.

Le tout étant exécuté ainsi, on insère la plaque dans le châssis. Elle devra être sensible aux couleurs puisque nous avons un filtre vert jaunâtre.

On rend les plaques ordinaires sensibles aux couleurs en les trempant au préalable dans un bain d'érythrosine ainsi composé : 1 gramme d'érythrosine dissous dans 500 grammes d'alcool dont on prend 5 centimètres cubes sur 200 centimètres cubes d'eau. C'est dans cette solution que l'on trempe la plaque en chambre noire pendant soixante à soixante-dix secondes et en agitant la cuvette. Ensuite on essuie.

Les plaques colorées à l'émulsion se conservent plus longtemps que celles-dites au bain. Ces dernières ne tiennent que quatre semaines puis elles ont une tendance à se voiler.

Après avoir placé la plaque dans le châssis, on s'assure de la mise au point avant de l'insérer dans la chambre. Après avoir corrigé, si besoin est, on procède suivant l'usage. Éviter surtout les secousses, les vibrations. Après avoir obscurci le champ visuel par l'interposition d'un carton noir, entre l'appareil éclairant et le générateur de lumière, on ouvre très doucement la coulisse, on retire alors le carton, après la pose on referme la coulisse. Pour éviter toute intrusion de lumière, on fera bien de couvrir la chambre noire d'un drap noir pendant la pose.

La durée de la pose n'est soumise à aucune règle. Cela dépend de la force du générateur de lumière, de la sensibilité de la plaque, de la force lumineuse de l'objectif et de la concentration du filtre. Le mieux est de procéder par fractions de poses successives et interrompues, de sorte que la même plaque accusera au développement des éclairages étagés par bandes, parmi lesquelles on choisira la meilleure, qui servira d'étalon pour le temps de pose.

Ce n'est que par un éclairage bien compris que l'on obtiendra des négatifs riches en demi-tons.

Les éclairages courts donnent des négatifs durs, c'est-à-dire sans transition de la lumière à l'ombre. Ceux trop longs sont presque voilés et donnent des clichés fournissant des épreuves gris sur gris.

Après la pose, on développe. La chambre obscure sera hermétiquement close. La lumière devra y être fixe et invariable et doit provenir d'une lampe à verre cylindrique couleur rubis.

Les verres de commerce sont à l'épreuve des rayons actiniques.

La plaque sensibilisée n'accuse pas l'image qu'elle renferme à l'état latent et qu'il faut développer.

Le meilleur révélateur est celui de l'hydroquinone qui ne doit pas descendre au-dessous de 14°, sous peine de ralentir le processus.

Le nôtre se composait de :

1 partie hydroquinone;
4 — sulfate de soude;
5 — carbonate de potasse;
20 — eau.

Diluer une partie de cette solution dans 5 parties d'eau et y ajouter 5 centimètres cubes de lessive de potasse.

Coucher la plaque dans une cuvette qui à 9/12 devra contenir 60 à 100 centimètres cubes de révélateur. Agiter la cuvette en cadence.

L'image devient alors perceptible au bout d'une demi-minute et apparaît complètement entre deux à cinq minutes. Contrôler la marche de ce développement au fur et à mesure. En général, la révélation est complète lorsque l'image est visible du côté lisse suivant l'épaisseur de la couche.

L'exposition trop prolongée s'accuse par une révélation rapide de l'image qui ne tarde pas à se couvrir d'un voile gris. Dans ce cas, diluer le révélateur et ajouter 1 à 3 gouttes d'une solution de bromure de potassium à 10 p. 100.

L'exposition trop courte s'accuse par une révélation lente, sans détail des ombres. On peut encore sauver le cliché en renforçant le bain et en prolongeant l'immersion. Mais il sera souvent un peu sec, ce qui n'est pas toujours un inconvénient.

Après révélation, laver le cliché à grande eau; on le passe ensuite au fixatif, solution aqueuse à 12 p. 100 d'hyposulfite de soude qui réduit le bromure d'argent restant. Il faut l'y laisser jusqu'à disparition de cette dernière substance, laver ensuite à grande eau pendant des heures pour faire disparaître la potasse.

Les plaques à l'érythrosine perdent leur couleur rose à ce lavage. Après séchage à l'air, gommer le cliché.

S'il était trop mince, on le renforcerait par un bain dans une solution de :

Sublimé	2	grammes
Bromure de potassium.	2	—
Eau distillée	100	—

Dès que l'image ressort par le côté verre, rincer et passer au bain de :

Sulfate de soude	10	grammes
Eau distillée	100	—

Laver la plaque jusqu'à coloration au gris noirâtre, rincer à grande eau et sécher.

Pour affaiblir un cliché trop épais, le plonger dans un bain composé d'un mélange de 5 à 10 centimètres cubes de solution de sel (1 à 10 d'eau) et 100 centimètres cubes de solution de soude à fixer, 1 à 8 d'eau.

Une exposition trop longue ou trop courte fait perdre les détails souvent essentiels; cela a lieu notamment pour les cils des bactéries qui disparaissent même suivant le papier positif employé; quant aux retouches, il faut les bannir rigoureusement de la microphotographie. On peut tout au plus éliminer les défauts de la préparation elle-même ou ceux issus du développement, mais jamais ceux du tirage.

LE PROCÉDÉ POSITIF

On obtient les épreuves par la voie ordinaire de superposition dans le cadre; on contrôle de temps en temps la marche de la reproduction. Il faut s'arrêter à plus foncé que devra être l'épreuve définitive, après quoi on fixera.

Le meilleur papier est le papier gélatiné au chlorure d'argent. Il est solide, de manipulation facile et donne d'excellentes copies. Conserver les épreuves dans l'obscurité, si l'on veut en fixer un certain nombre.

On lavera les épreuves en les retournant dans de l'eau claire renouvelée jusqu'à ce qu'elle en sorte telle. Laver dans l'obscurité.

Le ton s'obtient par les deux bains d'or suivants :

1er BAIN D'OR

Eau.	1,000	grammes
Acétate de soude bi-liquide.	30	—
Chlorure d'or	1	—

2e BAIN D'OR

Eau.	1,000	grammes
Phosphate de soude	20	—
Chlorure d'or	1	—

Préparer ces bains au moins un jour avant l'usage. Ils se conservent longtemps par addition de solution d'or, à 1 p. 100 à chaque opération. Plus le bain est faible, plus beau est le ton; on l'obtient en agitant la cuvette.

Après cela on fixe au bain suivant :

Eau	1,000 grammes
Alun	50 —
Hyposulfite de soude	200 —

Lorsque l'épreuve a perdu son voile réticuleux, le fixage est terminé; de cinq à dix minutes y suffisent. Laver à grande eau pendant plusieurs heures.

Il existe un procédé supérieur à cela appelé le bain fixatif de nuances, qui accomplit les deux fonctions.

Il se compose de :

Eau	800 grammes
Hyposulfite de soude	200 —
Sulfocyanure d'ammonium	20 —
Acétate de soude	15 —
Solution concentrée d'alun	250 —

On y laisse macérer des morceaux de papier au chlorure d'argent pendant vingt quatre-heures et l'on filtre. Puis on ajoute :

Eau	200 grammes
Chlorure d'or brun	1 —
Chlorure d'ammonium	2 —

On y plonge les images sans les laver jusqu'à obtention du ton voulu. Plus vieux est le bain, mieux il nuance.

Il faut donner un fort brillant aux épreuves, car les cils des bactéries ne s'accusent bien que sous le brillant.

On l'obtient des deux façons : d'abord en comprimant les épreuves humides sous une plaque au ferrotype ou à émailler également mouillée à l'éponge, on élimine les bulles d'air en plaçant un papier buvard au dos de l'épreuve et en promenant sur le tout un écraseur en caoutchouc. Après séchage, les images apparaissent très brillantes. La deuxième méthode consiste dans l'emploi de la machine à satiner à chaud.

Le dispositif et le positif transparent donnent de bien plus belles épreuves que le papier d'albumine. Ces pellicules se prêtent aussi à la projection par la lanterne magique. Voici le procédé de reproduction : on place une plaque sensible neuve sous le cliché, on le serre dans le châssis et on expose à la lumière du pétrole, à 30 centimètres du foyer. La durée de la pose sera de dix à soixante secondes.

Le développement et le fixage ont lieu comme avec tout autre négatif. Il est bon d'éclaircir la plaque après rinçage au moyen du bain suivant :

Alun	50	grammes
Chromate d'alun	10	—
Sulfate de fer	50	—
Sulfate d'ammoniaque	20	—
Eau	900	—

Ajouter à cette solution 10 grammes d'acide sulfurique.

Appliquer sur ce dispositif un verre dépoli à grain fin, ce qui augmente sa beauté.

MÉTHODE DE REPRODUCTION POUR L'ILLUSTRATION

Depuis quelques années, on reproduit les photographies par l'impression au moyen de :

1° L'autotypie au zinc;

2° L'héliogravure au cuivre;

3° La photolithographie;

4° L'héliotypie.

Chacun de ces procédés a son avantage, mais aucun ne suffit à la microphotographie. L'autotypie est le moins bon. Mais le bon marché et la possibilité de s'en servir dans le texte la rendent indispensable. Cependant les grandes finesses y perdent.

L'héliogravure lui est très supérieure sous ce rapport, mais le prix en est élevé, car la presse à main y est inévitable.

L'héliotypie est la méthode la plus généralisée. Elle repose sur l'emploi d'une couche de chrome gélatineux qui a la faculté de recevoir les couleurs grasses. On en obtient des demi-tons, mais pas d'une façon irréprochable.

Ce n'est que par le procédé de l'héliobrillant d'Obernester que l'on obtient la grande netteté; mais le prix est en conséquence. Après l'héliogravure, l'héliobrillant est le procédé le plus parfait.

La photogravure est la reproduction du cliché sur pierre. Le défaut de fidélité rend cette méthode inapplicable à la microphotographie.

Nos planches sont tirées au moyen de l'héliotypie.

MORPHOLOGIE ET BIOLOGIE

DES BACTÉRIES

MORPHOLOGIE ET BIOLOGIE DES BACTÉRIES

Les bactéries sont des êtres infinitésimaux unicellulaires appartenant au dernier degré des végétaux et dont les cellules privées généralement de chlorophylle les placent physiologiquement et morphologiquement à côté des cryptogames et des algues sans chlorophylle. Ils se multiplient par segmentation.

C'est à Ferdinand Cohn que l'on doit le classification des bactéries suivant leur forme extérieure.

Il les divise en bactéries sphériques (coccus), bactéries à bâtonnets (bacilles) et bactéries hélicoïdes (spirilles). De Bray illustre ces trois formes par la bille de billard, le crayon et le tire-bouchon.

Les cellules bactériennes se divisent en deux parties : le noyau et l'enveloppe.

L'enveloppe raide ou élastique se compose d'un corps voisin de la cellulose. Le noyau est un corps protosplasmatique que l'on peut colorer par des anilines et les solutions iodées.

Les corps des bactéries contiennent 76 à 82 p. 100 d'eau. Le reste contient 62 p. 100 d'albuminoïdes. Ils contiennent en outre de la lécithine, de l'adénine, guanine, xanthine, hypoxanthine et des hydrates de carbone.

Leur grosseur varie en longueur entre 0,10 à 220 μ. Le poids est impossible à exprimer en chiffres. Les bactéries se développent surtout sur des terrains azotés, notamment sur l'albumine.

La température entre aussi en ligne de compte parmi beaucoup de variétés.

La température de 50 à 60° les tue en général promptement. Les formes pathogènes se développent le mieux à la température de l'étuve; les saprophytes entre 18 et 25°. Le froid les affecte moins; même la température de 100° au-dessous de 0 ne tue pas certaines formes. En général, elles supportent longtemps 10° au-dessous de 0.

Les solutions de sels métalliques tels que chlorure de mercure, les dérivés du goudron tels que l'acide phénique, la créosote, ainsi qu'une solution de chlore ou de brome, les tuent, même à l'état de forte dilution.

Les conditions de prolifération sont soumises à certains gaz.

Par suite on divise encore les bactéries en aérobies qui réclament l'oxygène et en anaérobies auxquelles l'oxygène est nuisible.

Il y a des bactéries partout dans la nature, dans le sol, l'air, dans l'eau, les plantes à la surface et dans le tractus intestinal des animaux. A l'état pathologique, on trouve des pathogènes dans les organes et le sang des hommes et des animaux.

La figure 1, de la planche I, indique la grande variété de la vie bactérienne dans la nature. Dans l'eau croupie on trouve, à côté des bâtonnets dominants, des bacilles courts et des coccus grands et petits, des vibrions et des spirilles.

Les bactéries placées sur un terrain de culture se transforment par leur propre processus vital en gaz ou en combinaisons solides.

Parmi ces combinaisons il faut citer l'hydrogène, le méthane, l'hydrogène sulfuré, l'éthyle et le méthylemocaptan, l'ammoniaque, l'acide butyrique, l'acide lactique, l'acide valérianique, les acides nitriques, les alcools.

D'autres produits d'échanges organiques appartiennent à la série des toxines, que l'on range parmi les albuminoïdes.

Voici la description de leurs formes.

La figure 2, planche I, présente des bactéries fécales sous forme de paration écrasée, c'est-à-dire la préparation a été obtenue par la pression du couvre-objet contre la couche gélatineuse de la culture pure et soulevée sans effacer l'impression reçue. Nous avons pu, sur cette préparation, conserver les dispositions naturelles de prolifération de ces bactéries.

Dans ce cas, les bacilles assez longs et gros sont disposés en filandres. Chaque individu coloré est séparé de l'autre par de courts intervalles.

La dimension individuelle est variable, mais chacun est nettement circonscrit.

Les bactéries de l'eau, figure 3 planche I, sont dans une autre disposition. Les cellules sont rassemblées sur le côté à deux ou plusieurs exemplaires ou bien elles sont isolées. Leurs terminaisons paraissent arrondies, les contours sont estompés, le corps est entouré d'une mince mucosité.

Nous avons affaire ici à une variété dont l'enveloppe a coulé et agglomère ainsi de nombreux individus. On appelle cette forme de groupement : zooglée.

Dans notre préparation, cette forme est relativement peu développée. On trouve souvent des zooglées dans lesquelles plusieurs bactéries sont entourées d'un fourreau de viscosités.

La figure 4, planche I, représente de gros microcoques stercoreux.

Les grosses cellules rondes varient peu de forme et de volume.

Certains exemplaires allongés ou dentelés ont été déformés par des influences mécaniques.

La disposition est volontaire. A part quelques individus isolés, on en trouve d'autres groupés.

Lorsque les coccus sont par deux, on les appelle diplocoques.

La figure 70, planche XII, nous montre le diplocoque de la pneumonie. Les petits coccus sont généralement par deux dans une capsule gélatineuse, qui, dans la photographie, apparaît plus claire qu'eux à cause de sa susceptibilité inférieure de coloration.

Les diplocoques de la pneumonie ne représentent plus le véritable type des coccus. Ils rappellent par leur forme se rapprochant de l'ovale l'état transitoire vers les bâtonnets. Parmi les bactéries intermédiaires, il faut compter le bacille (microcoque) prodigiosus que nous exposons à la figure 106, planche XVIII.

Tandis que certains individus ont conservé la forme coccique, d'autres nous apparaissent comme des bâtonnets courts de sorte que l'on se demande à quel groupe des bactéries il faut les attribuer.

La prolifération des bactéries se produit par segmentation comme nous l'avons dit au début.

La cellule s'allonge puis se rétrécit au milieu et s'y coupe, tandis que les bacilles et les spirilles ne se sectionnent que dans une direction déterminée, ce qui a lieu dans certaines variétés de coccus. Il y a des coccus qui se segmentent sans sous-direction. Dans le premier processus, il se développe une forme représentant un carré, composé de plusieurs individus. On appelle cette forme des tétragonocoques.

Les figures 12, planche III, 78, planche XIII et 79, planche XIV, les représentent.

Dans la division à trois directions, on voit des formes similaires rangées comme des balles de marchandises et composées de 8 à 16 coccus (forme sarcinée).

La figure 8, planche XVIII, en donne une épreuve (sarcina aurantica). Les individus sont tellement agglomérés qu'on ne saurait les distinguer comme tels. Mais la forme de balles de marchandises est bien indiquée par les sarcines du groupe supérieur à gauche.

Lorsque les coccus forment des tas ou des grappes, on les appelle des staphylocoques. La figure 17, planche III, représente le staphylocoque pyogène aureus.

Lorsque les coccus se reproduisent dans une seule direction, ils arrivent à former des chaînes appelées streptocoques. La figure 5 nous donne le streptocoque de l'érysipèle. Ici, les formes sont des chaînes de quatre à six exemplaires et en chapelets longs.

La figure 6 représente des gros spirilles (spirillum undula). Parmi eux, quelques-uns sont en S, d'autres sont en demi-cercle. A chacun de leurs bouts, ils possèdent un appendice en forme de queue, dits flagella, qui se trouvent parmi beaucoup de bactéries et qui leur sert à la propulsion et à la préhension. Ces flagella peuvent se trouver au bout des bactéries, comme cela se présente à la figure 7, sous forme de panaches propulseurs, comme dans le vibrion du choléra (fig. 55, pl. X), ou bien ces panaches entoureront toute la cellule.

La figure 8 en donne un exemple.

Les bâtonnets courts et gros sont munis partout de cils flagelliformes leur donnant l'apparence d'araignées, ce qui a servi d'ailleurs à les distinguer.

Le bacille du typhus nous offre une image analogue dans la figure 20, planche IV, avec ses flagella attenant autour de la cellule.

Il faut distinguer parmi les bactéries deux manières de se mouvoir : 1° le mouvement musculaire de Brown propre aux bactéries que l'on reconnaît chez tous les autres corpuscules en suspension dans un liquide; 2° le mouvement propre accusé par un grand nombre de bactéries et exécuté par ces flagella; chez tous les vibrions et spirilles on a trouvé ces cils, de même que dans la plupart des bacilles. Seuls les coccus semblent en être dépourvus, ce qui expliquerait leur immobilité. Les cils ne sont pas visibles tels quels dans les préparations colorées ou non. Il faut d'abord opérer sur des cultures fraîches pour les rendre perceptibles, ensuite il faut employer dans les préparations colorées un procédé caustique assez délicat avant la coloration et un éclairage au miroir spécial dans les préparations incolores afin d'obtenir de beaux objets.

Nous avons dit que généralement les bactéries prolifèrent par sectionnement; suivant le cas, ce sera aussi par sporification. Lorsque le terrain devient défavorable faute d'alimentation ou pour cause de température hostile, les bactéries émettent des spores dont la résistance est supérieure aux segments. Les spores sont insensibles aux influences physiques ou chimiques et réfractaires pendant de longues minutes à la température d'ébullition. Leur vitalité est donc d'ordinaire illimitée. Lorsque la spore parvient sur un terrain favorable elle brise sa chrysalide et se développe en bactérie.

Ce germe ne se distingue pas de son générateur et est capable à son tour de se segmenter et de se sporifier. A une certaine région, la membrane se gonfle, le contenu de la cellule se granule et le noyau ainsi formé s'entoure d'une enveloppe solide après avoir atteint une certaine grosseur. Le protoplasma se défait dès lors autour de la spore qui apparaît ensuite dans le microscope comme une petite boule brillante prismatique. On n'a observé la sporulation que presque chez les bacilles. D'autres spirilles et coccus s'y livrent aussi.

On distingue deux manières de sporulation, la sporulation endogène et l'arthrosporulation. Ce dernier processus, suivant de Bary, a lieu lorsque certaines cellules, en se grossissant (ce qui n'est pas la règle) et en se sclérosant, arrivent à survivre aux congénères qui disparaissent.

Les arthrospores ont une résistance aux influences extérieures que n'ont pas les spores endogènes.

On divise donc les bactéries en endospores et en arthrospores.

Les spores endogènes se subdivisent en spores moyennes et spores à talons.

La figure 9, planche II, montre des spores à olive d'un melon pourri.

Les bacilles paraissent hypertrophiés sur un bout par la spore qu'ils contournent par leur membrane. Leur forme les fait nommer bactéries à tête ou à baguette de tambour.

Dans cette préparation, nous trouvons des spores à des stades différents de développement. Parmi certains bacilles, on en voit dans la première période et qui n'accusent leur présence que par le gonflement de l'un des bouts. Chez d'autres, le développement est plus avancé et la spore apparaît distinctement sous forme de tête. Enfin on y trouve des spores détachées de leur cellule.

Les spores à noyau moyen se trouvent à la figure 10. Dans une grande partie des bacilles de la pustule maligne incolores, rangés en files, nous voyons les spores comme des bulles brillantes. Là aussi, il y a des places où nous voyons le stade primitif du développement de la sporulation et le bacille sorti de sa spore.

Par suite de la grande résistance qu'accusent les spores en face des influences extérieures, on n'arrive pas à les colorer comme les bacilles. Il faut les soumetttre à une forte chaleur avec certains colorants pour les teinter.

La figure 11 nous montre des bactéries en capsule issues du sang décomposé. La capsule apparaît comme une enveloppe contournant nettement le bacille.

Leur extension est variable. Les capsules des bactéries sont considérées généralement comme des membranes découlant des cellules bactériennes.

On trouve des capsules chez ces bactéries lorsqu'on les extrait directement de l'organisme soit en coupe, soit en liquide péritonéal, exsudat, etc. Les cultures n'en fournissent que rarement entourées de capsules.

Chez les mêmes bactéries, la forme et la grosseur des capsules varie même à conditions égales.

Les figures 12, 79 nous montrent des tétragénocoques à capsules originaires du liquide péritonéal. Dans la figure 12, les capsules ne sont pas très distinctes, ce qui est imputable à la reproduction et au fond clair. Dans la figure 79, les capsules sont plus nettement rendues

Les capsules des bactéries sont généralement réfractaires à l'aniline. Suivant Friedlænder, l'acétate de gentiane violet les colore.

LES

BACTÉRIES PATHOGÈNES

LES VARIÉTÉS BACTÉRIENNES PATHOGÈNES

APERÇU GÉNÉRAL

Une grande partie des bactéries trouve son terrain dans l'organisme animal.

Elles y pénètrent par les orifices naturels ou par les blessures, s'y établissent et gagnent la circulation sanguine, s'y nourrissent et prolifèrent aux dépens de l'organisme.

Les sucs, les organes et les tissus s'en trouvent ainsi modifiés partiellement ou totalement. L'animal devient pathologique. L'invasion du germe pathogène s'appelle l'infection ; la maladie s'appelle infectieuse et sera toujours due à un facteur spécifique.

Les bactéries pathogènes ne produisent pas toujours des modifications morphologiques. Elles peuvent avoir à elles seules un effet mécanique. Par leur prolifération en masse, elles provoquent des embolies dans les vaisseaux, etc., et indirectement causent des maladies.

Les bactéries pathogènes peuvent se subdiviser en deux sous-variétés : en parasites forcés qui ne peuvent trouver leur existence que dans l'organisme animal et en parasites facultatifs qui la trouvent là comme ailleurs.

Actuellement, on connaît un grand nombre de germes pathogènes que l'on a pu isoler et domestiquer tels que le germe de la tuberculose, du typhus, du choléra, de la diphtérie, du tétanos, de la pneumonie, de la lèpre, de l'influenza, de l'érysipèle, de la blennorrhagie, de la fièvre intermittente et de la rhinosclérose et d'autres humeurs.

IMMUNISATION ET SÉRUMTHÉRAPIE

Certains animaux sont réfractaires à des bactéries pathogènes pour d'autres. Le rat et le chien sont insensibles à la pustule maligne, l'homme l'est au choléra des poules et au rouget des porcs, etc.

Cela s'appelle l'immunité naturelle, due peut-être à une diversité de compositions chimiques du sang.

Il y a des centaines d'années, les habitants des Indes et de la Chine se protégeaient contre la variole par des introductions de venin variolé sous la peau, d'où une légère variole qui les garantissait contre l'infection naturelle. Ils étaient ainsi insensibles pour longtemps à cette maladie. On appelle cet état : immunité artificielle.

L'immunité acquise s'en rapproche beaucoup. Comme l'on sait, l'homme n'est atteint qu'une seule fois par la scarlatine, la syphilis et la petite vérole. L'organisme est immunisé par la maladie déjà subie, contre toute infection analogue.

On a obtenu l'immunité par les moyens les plus disparates[1]. Le fait que l'apport dans l'organisme de cultures bactériennes atténuées paralyse l'effet des cultures postérieures et virulentes a suscité de nombreuses recherches sur cette cause et les théories les plus divergentes et plus ou moins efficaces.

La première théorie est celle de Metschnikoff sur la phagocytose.

[1] Voir : *Immunisation et Sérumthérapie*, par le Dr Samuel Bernheim (Maloine, éditeur).

Elle s'appuie sur le fait qu'il y a dans le sang des substances bactériennes et suppose que cette propriété est le fait des leucocytes.

Comme les organes de la digestion, ceux-ci dérivent du mésoderme et ont, par suite, une grande grande force digestive qui leur permet de détruire, par exemple, les bactéries qui ont pénétré dans le sang; mais si les bactéries sont à même de vaincre la résistance que les phagocytes lui opposent, ils se répandent dans l'organisme, provoquent la maladie ou la mort.

Metschnikoff a essayé d'asseoir sa théorie ; il a prouvé que chez les animaux susceptibles de la pustule maligne, la diminution des bactéries par suite de destruction par les phagocytes n'était pas établie, mais que chez les animaux réfractaires les bactéries étaient détruites par les phagocytes. Il a injecté à des cobayes sensibles à la pustule maligne des cultures atténuées et a trouvé que les phagocytes étaient à même de vaincre et de détruire les bacilles ayant perdu une grande partie de leur virulence. Il a réussi, en outre, en injectant des animaux graduellement depuis la culture la plus atténuée jusqu'à la plus virulente, de les rendre réfractaires au plus haut degré.

Mais comme l'activité des leucocytes est très courte, Metschnikoff suppose que cette immunité acquise devient héréditaire.

On a beaucoup combattu Metschnikoff en lui opposant que les leucocytes pourraient à peine détruire des bactéries et que leur mission exclusive semble être de désencombrer l'organisme de fragments organiques morts.

Mais depuis quelque temps, les diverses écoles paraissent moins hostiles à la phagocytose.

Par l'hypothèse de l'épuisement, Pasteur et Klebs supposent que la première infection au virus atténué consomme tout le contingent de substance disponible faute de laquelle les microbes à l'état virulent ne peuvent agir

Chauveau explique l'immunité par son hypothèse de rétention, suivant laquelle ce sont les toxines de l'infection atténuée qui paralysent les infections virulentes.

Salmon et Smith ont démontré que la seule inoculation de toxines pures amenait l'immunité.

Fodor, Mithol ont établi que le sang avait des propriétés antibactériennes. Les bactéries sont paralysées dans leur développement et atténuées et détruites en partie lorsqu'elles arrivent dans le sang indemne d'un corps animal normal.

Actuellement, on incline à attribuer aux corps albuminoïdes, aux antitoxines, que Buchner appelle alexines, les propriétés bactériennes du sang. Les antitoxines ne se trouvent pas seulement dans le sang, mais passent aussi dans l'urine et dans le lait des hommes et des animaux. Donc, la transmission de l'immunité se ferait à l'enfant et même de la nourrice à l'enfant.

On s'est servi de ces qualités du sang pour immuniser des animaux sensibles, en leur injectant le sérum d'animaux réfractaires, et même en injectant à certains animaux du sérum de leurs congénères, préalablement immunisés.

Behring et Kitasato ont ainsi réussi à protéger des animaux contre le tétanos. Ce procédé est analogue au principe de la vaccine chez l'homme, mais le sérum est employé aussi curativement. Behring et ses collaborateurs ont de beaucoup contribué à la sérumthérapie, en l'appliquant au tétanos et à la diphtérie.

Les animaux employés sont généralement des moutons, chevaux et chiens. On les traite d'abord au virus atténué et graduellement virulent; les injections sont répétées jusqu'à cessation de fièvre, après quoi les doses sont augmentées jusqu'à résultat identique, à la première opération et ainsi de suite jusqu'à obtention d'immunité parfaite.

Le sang des animaux est placé dans une glacière pendant deux jours où il se dépose. Le sérum en est séparé et mis en flacons avec de faibles quantités de chloroforme. On l'y laisse jusqu'à dépôt complet des leucocytes. On décante et on ajoute 0,6 p. 100 d'acide phénique.

Cette addition protège le sérum contre la décomposition et aussi contre des matières encore inconnues et appelées akria qui provoquent chez l'homme des accès d'urticaire.

Behring a établi la valeur thérapeutique du sérum par des chiffres, en partant de la valeur immunisante, déterminée par l'inoculation double et triple de la dose minima chez les animaux. Pour la diphtérie, la dose minima mortelle est celle qui tue un cobaye de 500 grammes entre deux et trois jours. Elle se chiffre par 0,5 à $0^{cc},8$ du bouillon de culture bactérienne. Lorsque, suivant Behring, un sérum thérapeutique possède une valeur immunisante de 1 à 1 million, cela signifie que 1 centimètre cube de sérum immunise un animal de 1 million de grammes = 50,000 souris; $0^{cc},00002$ immunise 20 grammes = 1 souris; $0^{cc},1$ immunise 100,000 grammes = 1 homme.

Mais comme, après éruption de la maladie, il faut au moins 100 fois plus de sérum que pour immuniser, un homme atteint de tétanos réclamerait 100 centimètres cubes de sérum d'une valeur immunisante de 1 à 1 million. Les essais sur les animaux montrent que la quantité de sérum doit croître avec les progrès de la maladie. Au bout de douze heures, il en fallait 100,000 fois plus pour obtenir la guérison. Au delà de cette période cela même a été insuffisant.

Behring a établi un sérum normal contre la diphtérie. Il guérit un cobaye d'environ 500 grammes, infecté par $0^{cc},8$ de culture diphtérique, au moyen de 5 centimètres cubes de sérum, un quart d'heure après. Behring a établi un sérum 5 fois plus efficace. Il existe bon nombre d'essais sur les hommes. Les résultats en sont bons et seront meilleurs encore lorsque l'on aura établi un sérum plus efficace.

Aronsohn a obtenu un sérum analogue sur le cheval immunisé.

Dans la thérapeutique vétérinaire, on a appliqué avec succès depuis plusieurs années du sérum contre la morve, la pustule maligne, la fièvre aphteuse.

Peut-être réussira-t-on à employer le sérum contre le choléra, la tuberculose, etc. Jusqu'ici les efforts n'ont pas été couronnés de succès.

I

Bacille du charbon.

(Fig. 10, 13, 14, 15, 16, 17.)

Le bacille du charbon a été observé pour la première fois dans le sang des bovidés, par Pollender et Branell. Davaine en 1863 a découvert les rapports entre ces bâtonnets et la maladie.

C'est à Koch que l'on doit la biologie de ce bacille, sa domestication et sa transmission sur les animaux.

Ce bacille est un bâtonnet aux bouts nettement sectionnés. La surface des bouts est légèrement coupée en gouge, de sorte qu'à la juxtaposition de deux individus bout à bout on aperçoit un espace ovale. La figure 10, qui montre des bacilles non colorés, accuse cette particularité.

Ce qui caractérise le bacille du charbon c'est que dans tous les états, soit dans le sang ou en culture, on le trouve par bandes enchevêtrées. La figure 13 montre une culture pure. La figure 14 représente une préparation colorée du bacille charbonneux, prise dans le sang d'une souris. Il n'y a là que quelques bâtonnets juxtaposés. Le sang a été prélevé sur un animal mort récemment. Dans ce cas on ne trouve que peu de bacilles. Mais si l'on transporte une goutte de ce sang à l'étuve à 37°, en l'additionnant d'un peu de bouillon, le tableau sera totalement modifié au bout de dix heures. Les leucocytes ont presque tous disparu, les bacilles grandi sous forme de longs rubans en spirale. Chaque individu forme des spores au bout de douze heures supplémentaires et toujours à 37°. Ces spores forment des points brillants parmi les fils. La figure 10 montre une goutte de sang allongée d'eau d'un animal mort du charbon. Au bout de trente heures d'étuve, la plupart des bacilles s'étant allongés en rubans se sporifient, les leucocytes ont disparu et quelques spores se sont détachées et se trouvent éparses. L'observation des gouttes accuse l'immobilité du bacille du charbon. La figure 16 nous montre les filaments sporifères débarrassés en partie des spores. Ce n'est que dans les fils de la droite du champ qu'ils sont encore entourés du protoplasma bactérien. La coloration ne le présente pas aussi bien que les spores mêmes, celles-ci ayant été colorées à la fuchsine et le protoplasma au bleu de méthylène.

La formation de spores dans le bacille du charbon est subordonnée à certaines conditions. Il ne se sporifie qu'entre 20 et 35° et en présence d'oxygène libre. Aussi ne trouve-t-on jamais de spores du charbon dans le cadavre intact.

La figure 15 montre une coupe du foie d'une souris. Les bacilles pullulent et sont en partie en fils entre les noyaux cellulaires. Dans certaines parties, on trouve des bacilles entourés d'une enveloppe claire. Ce sont les capsules des bacilles du charbon que l'on trouve aussi à l'occasion dans des préparations de cultures pures.

Le bacille du charbon forme sur les plaques de gélatine des colonies blanches qui, vues à un grossissement faible, se présentent comme des filandres blanches dont les terminaisons paraissent nouées. Dans les cultures de gélatine, il se forme à la partie supérieure des nuages blancs et épais, tandis que dans le bas il existe des fils divergents pénétrant dans la masse gélatineuse et dans toutes les directions. Sur gélose, les bacilles du charbon forment une couche mince, dure et mate, sur la pomme de terre ils poussent comme une couche grise, sale et épaisse et au bout de peu de temps on y voit beaucoup de spores. La prolifération dans le bouillon est très caractéristique. Là, le bacille du charbon émet de longs filaments qui se déposent au fond, sans troubler ce liquide. Lorsque le terrain de culture du bacille charbonneux est épuisé et qu'il ne peut procéder à la sporification faute des conditions voulues, il se déforme avant de mourir. C'est ce qu'on appelle la forme involutive. La figure 17 nous le montre dans cet état; les bâtonnets paraissent recroquevillés en boule ou pliés en forme de virgule. Le bacille du charbon se colore facilement aux solutions ordinaires; suivant Gram on se sert, pour colorer les spores, de la méthode d'ébullition à la solution Ziehl, ou bien suivant la méthode de Gunther. Tout récemment Fiocca a indiqué un procédé basé sur l'emploi de fuchsine diluée à 15 p. 100 dans l'ammoniaque et exposée à la chaleur; les préparations en sont bonnes.

Les bacilles du charbon se retrouvent dans la nature en dehors de l'organisme animal, par exemple dans le gazon et le foin d'où ils passent dans l'organisme par ingestion, ou par traumatisme; ce sont donc des parasites facultatifs. L'infection part chez les bovidés et les chevaux de la région intestinale. On infecte artificiellement les souris par des inoculations à la racine de la queue. Les lapins et les cobayes peuvent l'être *ad libitum*. La mort s'ensuit au bout de quarante-huit heures. La rate est hypertrophiée et le bacille s'y trouve, comme dans d'autres organes, et dans le sang.

Les premiers essais d'immunisation datent de Pasteur; suivant sa méthode on inocule par un premier vaccin atténué, provenant de cultures vieilles de trois semaines étuvées entre 42 et 48°; au bout de quelques jours, on passe au deuxième vaccin virulent. Dès lors, les animaux, moutons, bœufs et chevaux, qui ont présenté une réaction fébrile très intense, sont immunisés définitivement. Chez l'homme, l'invasion du charbon se produit par les blessures cutanées; il se détermine une pustule maligne. Chez les animaux domestiques, il intervient souvent le charbon du poumon provoqué par l'inspiration des pores de ce bacille.

II

Le bacille de la fièvre typhoïde.

(Fig. 18, 19, 20 et 21.)

Le bacille du typhus abdominal fut découvert en 1880 simultanément par Eberth et Koch dans la rate et dans les ganglions lymphatiques du mésentère. En 1883, Gaffki a déterminé son importance dans la genèse du typhus. Ce bacille est un bâtonnet petit, court, aux terminaisons arrondies comme on le voit dans la figure 18 (cultures sur gélose). Dans cette préparation, on remarque quelques bacilles allongés en longs filaments. On trouve presque toujours ces formations dans les cultures pures. Dans la figure 19 à préparation écrasée, nous voyons quelques-uns de ces fils, mais plus courts.

Le bacille du typhus est un germe très mobile, il se véhicule au moyen de longs fouets comme le démontre la figure 20. Ces flagella très vigoureux sont situés au bout de chaque bacille; leur longueur varie souvent. Les circonvolutions qui leur donnent une forme de tire-bouchons sont très caractéristiques. A droite du champ, nous voyons quelques fouets assez forts, isolés mécaniquement du bacille. En comparant les bacilles de la figure 19 avec ceux de la figure 20, on ne trouve aucune ressemblance, et cependant le grossissement est le même, mais la différence de dimensions provient du procédé de coloration des flagella.

La confection de bonnes préparations de fouets chez les bacilles de petite grandeur est compliquée et exige un long exercice dans la méthode de Lœffler. Si les cultures ne sont pas bien liquides et mobiles, il faudra y renoncer; les meilleures cultures sur agar sont celles vieilles de douze à vingt heures entre 24 et 28°. Suivant Lœffler, on en fait des couches sur couvre-objets nettoyé à l'alcool, après les avoir privés de toute albumine ou colle. Les couvre-objets séchés, on les passe trois fois dans la flamme, puis on les badigeonne au caustique décrit plus bas. On repasse à la flamme pour faire évaporer. On aura eu soin de couvrir complètement le couvre-objets pour éviter tout insuccès par suite de cuisson ou le séchage du caustique.

Après chauffage, le caustique sera lavé, le couvre-objets sera séché et recouvert de 6 à 10 gouttes d'une solution d'aniline légèrement alcaline. On chauffera ensuite à nouveau puis on rincera, on séchera et on renfermera dans du baume de Canada.

Le caustique se compose par l'adjonction de 10 centimètres cubes d'une solution saturée de sulfate de fer, de 6 à 8 centimètres cubes d'une décoction de campêche (1 à 8) à 25 centimètres cubes d'une solution de tanin diluée à 20 p. 100.

Le bacille de la fièvre typhoïde prolifère à la température de la chambre et d'étuve en présence de l'oxygène. Aussi les préparations sur gélatine se développent toujours à la surface. Dans les préparations gélatineuses, soit par stries, soit piquées, et qui ne doivent pas être liquéfiées, il forme le long du trait de vaccination une couche blanche et plus tard grisâtre et opalescente. Les cultures sur gélose n'ont rien de particulier, il s'y forme une peau grisâtre visqueuse qui se plisse peu après.

La culture sur pomme de terre donne des formes caractéristiques. Au bout de deux ou trois jours, il se forme un mycélium presque invisible à l'œil et dont la surface est légèrement saillante. Les déviations de ce type dépendent du degré d'acidité et de l'état germinatif des pommes de terre. Gaffky est le premier qui ait attiré l'attention sur la valeur diagnostique différentielle de cette culture. Parfois, la culture sur pomme de terre permet de la distinguer d'autres bacilles, notamment du bacille coli.

Lorsqu'on maintient le bacille du typhus sur culture de pomme de terre à l'étuve de 30° pendant plusieurs jours, on retrouve beaucoup de bâtonnets, munis de petits noyaux brillants à lueurs pâles et ressemblant d'une façon frappante à des spores. Mais les recherches de Gruber ont montré que ce n'en était pas. Le bacille du typhus se colore difficilement aux colorants ordinaires, qu'il faudra renforcer par un léger chauffage. Suivant Gram, ils se décolorent.

Dans les cadavres typhiques, le bacille se retrouve dans la rate, le foie, et dans les glandes mésentériques. Logés entre les cellules, ils y forment des colonies; sur certains individus, ils se développent en mycélium. Hormis ces foyers et ces filaments, il est rare de trouver ces colonies. Dans les matières fécales et le suc de ponction de la rate, on le trouve presque toujours. Il est aussi pathogène pour les animaux, mais chez ceux-ci, les phénomènes morbides diffèrent de ceux de l'homme. Les plus sensibles sont les cobayes que l'on inocule à un demi-centimètre cube de cultures fraîches. Les bacilles se trouvent après la mort en grande quantité à la surface des séreuses dans l'intestin, le foie et la rate. Brieger a tiré des cultures virulentes un alcaloïde appelé typho-toxines et composé de $C^7H^{17}NO^2$.

En dehors de la prolifération typique sur pomme de terre, il existe toute une série de diagnostics différentiels entre le typhus et le bacterium coli. Kitasato a fait remarquer que les bouillons de cultures typhiques ne donnaient pas de réaction à l'indol en présence d'acide sulfurique et de nitrate de potasse, tandis que le bacterium coli virait au beau rouge. T. Smith a trouvé que le bacille du typhus ne produisait pas de gaz dans le bouillon à 2 p. 100 de dextrose, c'est le contraire pour le bacterium coli. Dans le lait stérilisé, le bacille du typhus ne produit presque pas d'acidité, ni de coagulation, alors que le bacterium coli le fait immanquablement au bout de vingt-quatre heures.

III

Bactérium coli commune.

(Fig. 22.)

Ce bacille est indigène du gros intestin humain. Escherich l'a trouvé le premier dans l'intestin d'un nourrisson. Il forme des bâtonnets épais arrondis aux pôles ; la figure 22 en montre une culture pure sur agar. Ce qui frappe, c'est la différence de grandeur entre les individus. Ils sont parfois accouplés ou isolés. Ils n'ont qu'une motilité propre médiocre, ils sont munis de un à trois cils à un pôle seulement, on n'a pas remarqué encore chez eux de sporulation.

Tous les terrains de cultures oxygénés leur sont favorables. Sur gélatine, ils forment de petites colonies claires et profondes dont les bords sont dentelés irrégulièrement sur la surface. Au bout de quelques jours, et souvent au bout de vingt-quatre heures, elles se couvrent d'une couche sèche et irisée caractéristique. Dans les cultures sur gélatine, en stries, en piqûres, ils prolifèrent sans liquéfaction et forment à la surface une pellicule sèche présentant une bande blanche le long de la piqûre. Sur gélose, la colonie se développe en une couche brillante, humide et grisâtre. Sur pomme de terre la couche est épaisse, muqueuse et brillante.

Le bacterium coli est pathogène pour les lapins et les cobayes. Il l'est aussi pour les hommes à l'occasion de perforation du péritoine, péritonite ; en présence de l'intestin intact, néphrite et cystite. On l'a trouvé en colonies dans les broncho-pneumonies, ensuite dans le pus des abcès de la région anale et dans la méningite purulente. Dans le cours des dernières années, on a trouvé une très grande quantité de bactéries très ressemblantes à celle d'Escbrich comme forme et conditions de prolifération dans le contenu intestinal et ailleurs. Aussi nous admettons avec raison que cette dénomination comprend un groupe nombreux de bactéries qui se trouvent normalement dans l'intestin de l'homme et de beaucoup de vertébrés.

IV

Le bacille de la diphtérie.

(Fig. 23 et 24.)

Klebs a trouvé le premier la présence constante de bacilles courts dans les tissus pathologiques diphtériques. Lœffler les a désignés en 1883 comme générateurs de la diphtérie. Les travaux successifs de Roux, Yersin, Brieger et Frænkel ont confirmé cette observation.

Comme on le voit à la figure 23, le bacille de la diphtérie est un bâtonnet épais, souvent légèrement recourbé. A certains points du champ, les corps accusent des parties claires et souvent les bacilles paraissent segmentés.

Au milieu de la préparation, nous en trouvons d'enflés en forme de massue, ce sont des formes involutives qui se présentent au bout de peu de temps dans les cultures pures et dans les membranes diphtériques. Au haut du champ 24, représentant un dépôt diphtérique, il y a trois bacilles réunis, accusant la forme de massue. Parmi ces nombreux corps lymphatiques, il se trouve aussi des streptocoques colonisant parmi des bacilles de la diphtérie. Dans les recherches microscopiques de membranes diphtériques, on trouve presque régulièrement ces micrococques à chaînes. Beaucoup supposent qu'ils ne sont pas étrangers à la virulence de la diphtérie.

Le bacille diphtérique est immobile et ne sporule pas. Il se colore le mieux à la solution alcaline au bleu de méthylène, de même que suivant la méthode Gram. Son meilleur terrain de culture est, suivant Lœffler, le bouillon séreux de dextrose ; mais il prospère aussi sur la gélose glycérinée à la température d'étuve où il forme une couche d'un blanc brillant très atténué; sur gélatine, il forme des colonies non liquéfiantes. Dans le bouillon de glycérine, il se précipite sous forme granuleuse et blanche. Les recherches de Roux et de Yersin ont démontré que les bacilles de la diphtérie provoquent une réaction acide de leur terrain; mais par leur croissance ils reviennent à l'alcalinité.

Ils possèdent une grande résistance et conservent leur vitalité plus de cent jours après dessiccation, suivant Lœffler. Ils sont très pathogènes pour les chiens et les lapins et ne le sont pas pour les souris. Chez l'homme, ils se manifestent le plus souvent dans l'enfance. On ne les trouve que dans les membranes diphtériques de la gorge, du nez, du larynx et des voies respiratoires profondes. Ils ne passent pas dans la circulation. Les symptômes généraux graves sont produits par les toxines aux voies adductives. Guichet a établi que cette toxine peut être provoquée par cultures, dans l'urine stérilisée, sans que celle-ci produise après de réaction albumineuse. Donc la toxine diphtérique ne serait pas une albuminoïde.

Le bacille persiste longtemps après la guérison dans le nez et la gorge. Lœffler en a trouvé dans la cavité buccale d'un enfant sain.

V

Le bacille de l'influenza.

(Fig. 25 et 26.)

A l'occasion de l'épidémie d'influenza de 1891-1892, Pfeiffer a réussi à prouver l'origine microbienne du catarrhe de l'influenza. Ce bacille est un court bâtonnet qui se réunit par couples, comme le démontre la figure 25, il est généralement pointu d'un pôle, il n'a pas de mouvements propres et ne sporule pas. Il appartient à la série rigoureusement aérobie, se développe sur terrain artificiel, mais en présence de sang ou d'hémoglobine; le meilleur est le sang de pigeon passé sur agar. Il est très sensible à la dessiccation et périt déjà au bout de vingt-quatre heures. On le colore à la fuchsine phéniquée; la méthode Gram le décolore. L'infection artificielle n'est possible que sur le singe. Les lapins y sont sensibles aussi, mais seulement à dose forte et mortelle, et sous forme toxique. On ne trouve pas le bacille dans l'organisme, Il est probable qu'ils y sont immédiatement détruits, de sorte qu'il ne peut s'agir que d'une intoxication. Dans les crachats de cas de grippe récents on ne trouve que des bacilles isolés dans les cellules du pus, suivant la figure 26. Suivant Heim, la *prolifération*, le nombre des bacilles isolés diminue en raison du progrès de la maladie; mais à ce moment les cellules du pus sont remplies de colonies bacillaires serrées. On n'en a pas trouvé dans le sang jusqu'ici, ni dans les organes, sauf le poumon. Dans la maladie humaine, on les trouve dans les sécrétions qui recouvrent les muqueuses pathologiques des voies respiratoires. Les symptômes généraux graves sont certainement déterminés par une toxine spécifique de ces bacilles.

VI

Le bacille de la tuberculose.

(Fig. 27, 28 et 29.)

En 1865 Villemin, et en 1877 Conheim et Salmonsen ont réussi à démontrer la nature infectieuse de la tuberculose, en inoculant des cobayes. De 1880 à 1886, Koch a déterminé l'étiologie de la tuberculose par ses travaux connus. Il en trouva l'agent spécifique, le cultiva et provoqua la tuberculose par inoculation de ces cultures.

Le bacille tuberculeux est un bâtonnet petit, grêle aux pôles arrondis sans mobilité propre et rigoureusement aérobie. Dans la figure 27, nous en voyons dans le crachat d'un phtisique. Ils sont colorés par un procédé spécial au violet de méthylène. Les noyaux cellulaires sont traités au brun bismarck. Il est très caractéristique qu'on ne les voit jamais isolés dans les crachats, mais toujours par groupes. Dans cette préparation, nous en voyons plusieurs réunis par bandes, d'autres y figurent par couples. Chez beaucoup d'entre eux, on remarque une légère courbure de la cellule. Dans la figure 28, représentant une culture agarique sur glycérine, nous remarquons cette courbure, même assez régulière. Parmi nombre d'entre eux, on remarque des emplacements clairs naguère interprétés comme étant des spores. Les recherches récentes ont démenti cette hypothèse. La figure 28 en présente de grandes quantités dans le sud-ouest du champ ; on trouve, à côté de cellules histologiques, de nombreuses colonies à d'autres endroits ; ils sont groupés, les points brillants de leurs corps s'y voient de façon différente.

Koch a cultivé ce bacille d'abord dans du sérum coagulé, sur lequel il passait une couche tuberculeuse. Dans le sérum, il forme des écailles fendillées et superposées et prolifère entre 37 et 38°. Dans le bouillon de glycérine, ce bacille forme également des écailles craquelées et prospérant à la surface du terrain. Sur gélose glycérinée, ils forment au bout de quelque temps des petits nœuds enchevêtrés qui prennent l'apparence du chou-fleur. Suivant les recherches de Pawlowsky et Sander, ils prolifèrent sur pommes de terre, bouillon de pommes de terre et autres terrains végétaux. Leur virulence s'y atténue, alors qu'ils sont résistants à la dessiccation ; la lumière directe du soleil les tue, suivant Koch, au bout de quelques minutes ; même la lumière diffuse du jour aboutit à ce résultat au bout de quelques jours.

En dehors de l'organisme animal, Cornet l'a trouvé dans les habitations, les pensions, la poussière des rues et le linge. Il l'a démontré par inoculation de légères quantités de poussière, chez des cobayes qui moururent de l'infection au bout de quelques semaines. Ils se colorent et se décolorent, plus difficilement que les autres, par l'emploi des méthodes usuelles, c'est ce qui, suivant Koch, permet de déterminer sa présence dans les crachats et les coupes. Suivant cette méthode, on place les préparations, coupes ou gélatines pendant vingt heures à la température de chambre, ou pendant une heure, à 40°, dans une solution de :

200 centimètres cubes eau distillée.
1 — — solution alcoolique concentrée de bleu de méthyle.
0,2 — — de lessive de potasse à 10 p. 100.

Après rinçage à l'eau, on laisse baigner pendant un quart d'heure, dans une solution aqueuse de brun bismarck; on rince et on traite suivant l'usage. Koch et Ehrlich ont indiqué un procédé perfectionné : on place le couvre-objets badigeonné dans un verre de montre où se trouve la solution d'Ehrlich composée de violet de gentiane ou de fuchsine additionnée d'eau d'aniline. On y laisse le couvre-objets pendant douze heures à la température de chambre ou une demi-heure à 50°. On les sort pour les plonger immédiatement dans une solution de 20 à

25 p. 100 d'acide nitrique, pour les placer au bout de quelques secondes dans de l'alcool à 70°, où on les laisse jusqu'à cessation d'émission de colorant. Ensuite, on les enferme dans du baume de Canada après application d'un contre-colorant (par exemple du bleu de méthylène, si l'aniline forme le fond).

On recherche ensuite la présence des bacilles tuberculeux qui seront dès lors colorés à la fuchsine ou au violet de gentiane. Voici le procédé de Gunter : on place le couvre-objets recouvert de crachats et après séchage et fixage dans un verre de montre, contenant de la solution d'Ehrlich, et l'on chauffe jusqu'à production de bulles. On laisse refroidir la capsule pendant une minute et l'on trempe le couvre-objets dans un second verre de montre contenant de l'alcool chlorhydrique à 3 p. 100, et l'on remue le tout pendant une minute pour décolorer ; on rince ensuite, on recolore au bleu de méthylène, on rince à nouveau et après séchage et un nouveau lavage à la flamme, on transporte sur un porte-objets au moyen de baume xylol. Suivant Koch, il faut prendre dans les crachats les petites lentilles jaunes que l'on écrase entre deux couvre-objets, et on les traite d'après la méthode suivante : Biedert recommande pour déterminer la présence de bacilles isolés de diluer le crachat dans l'eau et de faire bouillir ensuite dans une lessive de soude; on laisse reposer cette masse pendant trois ou quatre jours dans un verre conique recouvert, on vide ensuite en utilisant le précipité pour la préparation.

Le bacille tuberculeux est pathogène pour beaucoup de vertébrés, les animaux d'expériences réagissent tels que les singes, cobayes, lapins, chats, souris des champs et blanches, les chiens et les poules.

La tuberculose est une des maladies les plus répandues, elle se présente généralement sous forme de phtisie pulmonaire. L'infection a lieu par inhalation des bacilles ou bien par pénétration de ceux originaires de l'intestin. Ils pénètrent aussi par périphérie et provoquent la tuberculose cutanée du lupus. La nature infectieuse de la maladie s'exprime le plus violemment dans la tuberculose miliaire, aiguë, et générale. Le point de départ est toujours un foyer tuberculeux. Koch a, en 1890, communiqué un procédé thérapeutique au moyen de la tuberculine composée de cultures mortes; suivant lui, ce n'est pas la toxalbumine, mais peut-être un dérivé d'albuminoïde. Suivant Kuhne, la tuberculine de Koch est composée principalement d'une entéro-albumose accompagnée de peptones et de tryphtophanes. Kuhne a aussi analysé le remède donné par Klebs, sous le nom de tuberculocidine, et a trouvé que cette substance se distingue de la tuberculine par l'absence des réactions d'albumose. Koch a réussi à guérir par la tuberculine des cobayes rendus artificiellement tuberculeux. Suivant lui, le bacille n'est pas tué, mais le tissu tuberculeux est nécrosé, d'où un terrain défavorable pour les bacilles qui y meurent. Les espérances provoquées par la tuberculine ne se sont pas réalisées pour l'homme, mais l'art vétérinaire y a trouvé un moyen de diagnostic pour les bovidés.

VII

Le bacille de la pseudo-tuberculose.

(Fig. 30.)

Hébert a trouvé en 1886, dans la séreuse du côlon, dans le foie, dans le rein et la rate d'un lapin, des noyaux tuberculoïdes composés de bacilles à peu près doubles des bacilles tuberculeux, mais plus courts ; il les désigne sous le nom de bacilles de pseudo-tuberculose. La figure 30 en montre une culture sur agar. Les bâtonnets courts, épais, souvent groupés, sont arrondis aux deux pôles, leur volume est très variable. Dans les noyaux des organes pathologiques, ils forment souvent de longues chaînes ou des tas. Ils ne paraissent pas mobiles ni sporifères sur l'agar ou le sérum ; ils forment une pellicule grisâtre qui se ratatine au bout de quelque temps.

Suivant Hébert, ce bacille est identique à l'agent de la tuberculose zoogléique de Malassez et Vignal. Chantemesse a confirmé cette opinion appuyée plus tard en 1890 par Grancher et Ledoux-Lebard. Ils ont réussi, par des cultures du bacille d'Eberth, à obtenir des formes bacillaires semblables à celles que donne la tuberculose zoogléique primitive, et dans des circonstances spéciales, on a pu inoculer les zooglées chez des animaux. La coloration s'effectue par la solution alcaline au bleu de méthylène de Lœffler; la méthode de Gram est inefficace.

VIII

Le bacille de la syphilis dans le smegma préputial et dans le chancre mou.

(Fig. 31 et 32.)

Klebs, Aufrecht, Birch-Hirschfeld et d'autres ont fait des essais de culture et d'inoculation au moyen de bactéries trouvées dans les tissus et les sécrétions syphilitiques, mais ces expériences sont demeurées sans résultats. Ce n'est qu'en 1886 que Lustgarten paraît avoir trouvé l'agent spécifique de la syphilis. Par un procédé spécial de coloration, il était parvenu à déterminer dans les tissus syphilitiques la présence d'un bacille à ressemblance morphologique très étroite avec celui de la tuberculose.

La figure 31 nous montre une préparation de Lustgarten et que nous tenons de M. le professeur Ravel-Bern. C'est du suc condylomatique coloré d'après sa méthode. Les bacilles grêles sont en partie groupés ou isolés dans la sécrétion. La coloration s'effectue comme suit : on colore à solution d'Ehrlich, on lave à l'alcool, puis on décolore au permanganate de potasse. Le bacille ne rend pas le colorant. Ravel et Alvarez et ensuite Mattersctock ont trouvé plus tard le bacille de Lustgarten dans le smegma préputial, dans la sécrétion entre les petites et les grosses lèvres et dans l'anus d'hommes sains. La figure 32 en montre provenant du smegma préputial. La préparation n'est pas tirée d'une culture pure ; ces bacilles sont accompagnés d'autres variétés plus ou moins grandes.

Les résultats de Lustgarten ne peuvent s'expliquer après les observations des savants précités que par la présence de bacilles smegmatiques dans les ulcères syphilitiques. On a, à plusieurs reprises, exprimé l'opinion (Baumgarten) que, étant donnée la petite distance entre le syphilome et l'anus et les organes génitaux, on a pu confondre facilement ces microorganismes avec les noyaux tuberculeux. De sorte que les bacilles tuberculeux, qui se comportent à la coloration de Lustgarten comme les siens, ont été pris pour des bacilles syphilitiques.

Le bacille de Lustgarten n'a jamais pu être cultivé malgré tous les efforts. Eve et Lingard ont décrit des bacilles trouvés dans des processus syphilitiques. Disse et Tacuchi ont trouvé des bacilles dits : deux points, qu'ils désignent comme agents syphilitiques, mais ils ne les ont trouvés que dans le sang et non pas dans les tissus des syphilitiques. Unna a déterminé dans le chancre mou la présence d'un bacille en longue chaîne traversant la superficie de l'infiltration qui constitue le chancre mou. Il croit pouvoir le désigner comme agent spécifique à cause de sa présence en grande quantité et de sa colonisation dans le tissu et à cause de l'absence d'autres bactéries. Krefling et Quinquaud ont trouvé constamment le bacille streptocoque d'Unna dans les tissus du chancre mou. Il se colore facilement au bleu alcalin de méthylène.

IX

Le bacille du rhinosclérome.

(Fig. 33.)

Hébra a reconnu, en 1870, le rhinosclérome comme une maladie spécifique attaquant la partie supérieure des voies respiratoires, principalement le nez. En 1882, V. Frisch a décrit le premier une variété microbienne qui se trouve constamment dans le processus rhinosclérotique du tissu muqueux et fit valoir son importance comme agent étiologique probable du rhinosclérome.

La figure 33 nous montre une coupe de la tumeur pharyngienne. Nous voyons les bâtonnets courts, épais, en grande quantité dans les formations hyaline et nucléaire dites cellules de Mikulicz. Une de ces cellules est de forme coronaire et garnie de bacilles à sa périphérie. Dans la cellule plus au sud, on en trouve de grandes quantités ramassées en tas; on trouve souvent des individus soudés bout à bout.

Cornil et Alvarez ont trouvé qu'ils étaient entourés fréquemment d'une capsule. La figure 33 en montre quelques-uns dans la partie nord-est du champ.

Paltauf et V. Eiselberg en ont élevé sur gélatine et sérum. Ils sont pathogènes pour les souris et les lapins, mais les symptômes ne ressemblent pas à ceux de l'homme. Suivant Pick, l'inoculation de cultures pures à l'homme est restée sans résultat.

X

Le bacille de la septicémie.

(Fig. 38.).

Gaffky a trouvé, en 1881, dans l'eau de la Panke, petit ruisseau affluent de la Sprée, une bactérie qui, inoculée au lapin, le tuait entre dix-huit et vingt-quatre heures après apparition de phénomènes septicémiques. Ce bacille est également pathogène pour les souris et les pigeons.

Ce germe, désigné par Gaffky sous le nom de bacille de la septicémie du lapin, ressemble beaucoup morphologiquement et biologiquement à celui du choléra des poules. Mais, comme la figure 38, il paraît être plus grand. Ces bacilles, courts, sont généralement réunis par cinq ou six individus et ressemblent ainsi à des bandes de streptocoques, leur attitude est la même dans les organes des animaux atteints.

XI

Bacille de la septicémie du porc.

(Fig. 39.)

Lœffler a trouvé en 1882 dans le sang d'un porc, mort d'une maladie semblable au rouget, un bacille qu'il a cultivé et qui, inoculé à un autre porc, a entraîné sa mort.

Ces bacilles se trouvent principalement dans la région des tissus cellulaires sous-cutanés et œdémateux des points infectés. Mais on les trouve abondamment dans le sang et dans les organes.

Ce bacille reconnu agent de la septicémie du porc a encore une grande analogie avec le germe du choléra des poules. La figure 39 nous en présente une culture pure sur gélatine. Les bâtonnets courts et ramassés concordent avec celui du choléra des poules comme forme et dimension, mais ils paraissent tendre de préférence à se réunir en rubans.

On ne les trouve que rarement isolés ou par couples. Ils diffèrent notablement de celui du choléra des poules en ce qu'ils ne sont pas pathogènes pour ces volatiles ni pour les pigeons. Sur la gélatine, il ne liquéfie pas son terrain et prolifère sous forme d'ourlet blanchâtre et grêle, il n'a pas de mouvements propres. Il est susceptible des colorants ordinaires et réfractaire à la méthode Gram.

XII

Bacille du rouget des porcs.

(Fig. 40.)

En 1882, Lœffler a découvert dans le sang et les organes des porcs atteints du rouget un bacille, qu'il a pu cultiver. Schutz a pu, avec ces cultures, communiquer le rouget à des porcs. C'est un bâtonnet petit et court qui, comme nous pouvons le voir à la figure 40, se développe souvent en longues chaînes. Mais on trouve aussi des individus par couples ou isolés.

On n'a pas pu constater chez eux ni sporification ni mobilité propres. Sur gélatine, ils forment une couche gris d'argent sans liquéfier le terrain. Sur agar, ils développent une pellicule tendre et grisâtre, ils ne prolifèrent pas sur pomme de terre. Sur un terrain sulfureux, ils dégagent de l'hydrogène sulfuré en abondance suivant la démonstration de Petri et de Maassen.

Il est pathogène en dehors du porc pour les lapins, pigeons, souris grises et blanches. Les bovidés, chevaux, cobayes et les poules en sont réfractaires. Pasteur a réussi à immuniser le porc par des cultures atténuées. L'infection naturelle a lieu le plus souvent par l'ingestion d'excréments d'animaux morts. La maladie débute par la lassitude et l'inappétence suivies de l'éclosion des grosses taches rouges qui envahissent la peau abdominale et pectorale. La mort survient quelques jours après.

XIII.

Le bacille de la lèpre.

(Fig. 34.)

Hansen a trouvé ce bacille, en 1880, dans un tissu lépreux. Neifser a confirmé cette découverte, un an après, par ses résultats.

Ce bacille est morphologiquement identique à celui de la tuberculose. C'est un bâtonnet grêle et court, disséminé à plusieurs exemplaires dans les tissus comme son sosie. La figure 34 représente une coupe de peau humaine lépreuse. Les bâtonnets, plus courts que ceux de la tuberculose, sont généralement recourbés. Leurs pôles sont faiblement arrondis. On les trouve souvent par couples; ils n'ont pas de motilité propre. Leur sporification n'est pas établie avec certitude.

Bordoni-Uffreduzzi a réussi des cultures sur sérum sanguin additionné de peptone glycériné, et avec des bacilles issus de la moelle osseuse de cadavre lépreux. Dans les cultures au pinceau, les bacilles ont proliféré sous forme du ruban dentelé, sa réceptivité au colorant égale celle du bacille de la tuberculose ; elle est même plus aisée. Le procédé de Gram leur est applicable.

La coïncidence de la lèpre et de la tuberculose n'est pas rare chez l'homme. On a constaté plusieurs fois la coïncidence des deux affections. Le premier cas fut observé qar Danielssen.

Melcher et Ortmann ont réussi à communiquer la lèpre à des lapins qui moururent au bout de quatre mois. L'autopsie accusa la présence de nodosités lépreuses dans l'intestin.

XIV

Le bacille de la morve.

(Fig. 35.)

Lœffler et Schutz ont réussi à trouver, en 1882, l'agent de cette infection particulièrement dangereuse pour les chevaux et les ânes, mais qui peut être transmise à l'homme. Ils l'ont cultivée et ont provoqué expérimentalement la morve chez différents animaux.

La figure 35 nous montre une culture sur agar. Les bâtonnets courts et petits sont souvent légèrement courbés et réunis par couple, ou à trois; on trouve rarement de plus grandes agglomérations. Ils sont dépourvus de toute motilité propre. On n'a pas pu trouver la sporulation; ils se colorent à la solution alcoolique de méthylène de Lœffler et sont réfractaires à la méthode Gram.

Sur agar, ce bacille forme une couche blanche et humide; sur sérum, il apparaît en couverture d'un blanc jaunâtre, mais il ne liquéfie pas ce terrain. Sur pomme de terre, sa prolifération est caractéristique ; il se développe sous forme de couche jaune d'or qui fonce pour virer au rouge brun.

L'inoculation de cultures artificielles est pathogène sur des animaux sensibles, elle est pathogène lorsque les cultures n'ont pas eu d'existence artificielle et atténuante trop prolongée. Les chevaux, chèvres, ânes et moutons y sont sensibles. Les bovidés et les souris sont réfractaires. L'infection s'établit par des lésions cutanées. Chez les chevaux, les tumeurs s'implantent sur la muqueuse nasale ; plus tard elles sclérosent les ganglions lymphatiques, deviennent purulentes et forment des nodosités hypomiliaires dans les organes. Kaluing et Preusse ont découvert une préparation appelée malléine et dérivant de cultures du bacille, que l'on emploie comme moyen de diagnostic chez les chevaux suspects. Bang, Roux et Babès ont composé des malléines efficaces avec des cultures de bouillon glycériné.

XV

Bacille du choléra des poules.

(Fig. 36 et 37.)

Cette maladie épizootique compliquée de diarrhée chez les volatiles a été trouvée par Perroncito et Pasteur dans le sang des organes et des excréments des animaux atteints. En 1880, Pasteur a réussi à cultiver ce bacille et à provoquer la maladie chez d'autres animaux.

Le bacille de ce choléra représente des bâtonnets petits et courts, comme on le voit à la figure 36, prise sur une culture pure. Les individus sont groupés par deux ou plusieurs; on remarque chez beaucoup d'entre eux des places claires. Il est à remarquer que seuls leurs pôles sont susceptibles d'une coloration intense avec les anilines basiques, à condition que l'effet du colorant ne soit pas persistant.

On les trouve en grande quantité dans le sang des oiseaux atteints, mais comme le montre la figure 37, ils n'y sont pas en grande masse, mais toujours isolés ou par couples. La coloration caractéristique des pôles est visible chez plusieurs individus. Ils n'ont ni motilité ni sporulation, ils appartiennent à la série des aérobies facultatifs. Les températures d'étuve ou basse, sont indifférentes à leur prolifération.

Dans les cultures sur gélatine, ils se dévoloppent en bandes minces et blanches, sans liquéfier le terrain. Sur la culture au pinceau, ils forment une couche grisâtre. La pomme de terre et l'agar leur sont très favorables; la couche devient épaisse, d'un gris jaunâtre. Ils sont réfractaires à la méthode Gram.

Par l'injection sous-cutanée ou bien par ingestion, on peut provoquer l'infection chez beaucoup de volatiles et même chez les souris et les lapins. L'infection des volatiles se produit naturellement par l'ingestion fortuite d'excréments cholérifères d'autres animaux ; des animaux tombent dans un état apathique, les ailes gonflées, et meurent au bout de quarante heures. En 1880, Pasteur a fait les premiers essais d'immunisation par culture atténuée.

XVI

Bacille des furets.

(Fig. 41.)

Eberth et Schimmel Busch ont trouvé, dans une épidémie qui avait frappé des furets apprivoisés, un bacille tiré des cadavres et qu'ils ont cultivé. Ils ont pu reproduire la maladie expérimentalement.

Le bacille est court, ramassé, animé de mouvements vifs, provoqués par les cils qui les arment. La figure 41 montre une préparation au pinceau sur gélatine. Les cils sont rendus visibles par la méthode Lœffler ; ils entourent le bâtonnet et se distinguent par leur longueur. Ces bacilles se rencontrent généralement par couples ou groupés, ils sont très semblables à celui du choléra des poules, mais ne sont pas pathogènes pour ces animaux. Dans les cultures sur gélatine, ils se développent en pellicules grisâtres et ne liquéfient pas leur terrain.

Hormis le furet, les moineaux, les lapins et les cobayes sont sensibles à ce germe. Les symptômes consécutifs de l'infection sont la pneumonie et la tumeur de la rate ; on les retrouve dans le sang et dans les organes.

XVII

Le bacille du typhus des souris.

(Fig. 42.)

En 1890, Lœffler a trouvé des bacilles courts armés de cils et cultivables dans le sang, le foie et la rate des souris de son laboratoire, frappées d'épidémie à ce moment. Les cultures pures furent virulentes pour les souris grises et blanches. Les rats d'égouts, les poules, lapins et porcs sont réfractaires. L'épidémie s'était déclarée à la suite d'une consommation, par les animaux sains, des cadavres de leurs congénères.

La figure 42 nous représente des bacilles courts presque semblables à des coccus et originaires d'une culture agarique. Les bâtonnets sont en bandes serrées. Nous trouvons sur certains individus des points clairs attribuables à la grande susceptibilité des pôles, à la coloration ordinaire.

Sur gélatine, le bacille présente des couches grisâtres au bout de peu de temps. Sur agar, ils forment une pellicule transparente et blanche; sur pomme de terre, c'est une masse blanchâtre épaisse autour de laquelle la pomme de terre revêt une teinte gris sale.

Les souris blanches moururent pendant l'épidémie entre huit et quinze jours; à la dissection les souris accusèrent des tumeurs de la rate, un noircissement parenchymateux du foie, un œdème avec hémorragie des glandes mésentériques de l'estomac et de la muqueuse de l'intestin grêle.

Le bacille a été employé avec succès en Thessalie, sur la demande du gouvernement grec, contre l'invasion des souris. Des cultures pures sur décoctions d'avoine furent fabriquées; on y trempa des morceaux de pain que l'on plaça dans des trous de souris; au bout de peu de jours de grandes masses de ces rongeurs moururent infectés. En 1891, Laser a découvert un bacille analogue à propos d'une épidémie de souris et qui provoqua la mort dans un temps plus court encore.

XVIII

Le bacille de la septicémie des souris.

(Fig. 43.)

Ce bacille fut découvert, en 1878, par Koch. Il inocula des souris avec du sang décomposé et il trouva dans leurs organes et dans leur sang de grandes quantités de bâtonnets grêles, cultivables et à virulence transmissible. Les pigeons, les moineaux, les lapins, les souris blanches et grises y sont sensibles. Les rats des champs, les poules et cobayes sont réfractaires.

Le processus et l'anatomie pathologique ont beaucoup d'analogie avec les phénomènes du rouget. Le bacille partage avec celui-ci encore le caractère morphologique et biologique. Il est légèrement plus grêle, comme le démontre la comparaison entre les figures 40 et 43. Il forme de préférence des agglomérations produisant l'impression d'un long bacille. Les individus accusent souvent des courbures.

Ils ne paraissent pas doués de motilité propre. Sur gélatine, ils produisent un nuage sans liquéfaction du terrain ; sur d'autres terrains de culture ils se comportent comme celui du rouget. L'identité avec celui-ci reste encore à établir définitivement.

XIX

Bacilles de l'entérite de Gaertner.

(Fig. 44.)

En 1888, Gaertner a découvert un bacille dans la rate d'un ouvrier mort empoisonné des suites d'une consommation de viande provenant d'une vache abattue par nécessité. L'entérite, qu'il constata chez le malade, lui fit donner au bacille le nom de cette maladie.

La figure 44 représente une culture sur agar. Les bâtonnets courts et épais sont presque sans exception réunis par groupes de deux ou trois et apparaissent plutôt comme un long bâton. Les pôles sont arrondis. Issus directement de l'organisme, ils sont entourés d'une capsule. Ils sont d'une mobilité vive et ne sporulent pas. Sur gélatine, ils se développent sans liquéfier son terrain; ils forment une couche gris clair. Sur agar et sérum, ils prospèrent à l'étuve.

Les cultures pures sont très virulentes pour les souris, cobayes et lapins qui meurent au bout de quelques jours. Le bacille se trouve en quantité dans le sang et les organes des cadavres. Les chiens, les chats, les poules et les moineaux sont réfractaires. Gaertner ne les a jamais trouvés dans la chair d'animaux fraîchement abattus, même pas après leur putréfaction. La viande qui avait motivé l'infection, d'où dérive sa découverte, avait été consommée par d'autres personnes à l'état bouilli ou en bouillon et qui en tombèrent malades.

Gaertner a fait des expériences avec des cultures de bouillon stérilisé, qu'il a introduites par l'œsophage et par injections sous-cutanées à des cobayes et à des souris. Ces animaux moururent avec les phénomènes paralytiques du système nerveux central, et d'entérite. Le bacille doit donc être capable d'engendrer des toxines extrêmement virulentes.

XX

Bacilles pyocyaniques.

(Fig. 45.)

Ce bacille, observé et décrit d'abord par Gessard, en 1882, est la cause de la coloration bleuâtre ou verdâtre des pansements imprégnés de pus. La figure 45 nous montre les bâtonnets petits et grêles du pus bleu. Les pôles sont ovales.

Ce bacille se présente par groupes de deux à quatre individus, mais on le rencontre aussi isolé. Il est très mobile et ne paraît pas se sporifier. Sur gélatine, il liquéfie son terrain en formant une matière colorante verte et fluorescente. Sur agar, il forme une pellicule blanche, sous laquelle le terrain verdit. Sur pomme de terre, il forme une couche jaunâtre. Il dépose à la surface de la périphérie une couleur d'un beau vert.

Il y a des variétés de ce bacille qui forment des couleurs différentes. Les principales sont la pyocyanine bleue et un colorant vert. Charrin et Phisalix ont réussi par des cultures successives d'abolir la production de couleur à 42°,5, mais si l'on continue la culture à 30°, le pouvoir colorant se rétablit.

Le bacille est pathogène pour les lapins et les cobayes. Il se produit chez eux des inflammations locales après des inoculations intra-veineuses ou sous-cutanées. Il sécrète des toxines. Charvin et Gley ont prouvé que les substances insolubles dans l'alcool provoquaient des paralysies chez les grenouilles au bout de deux heures, tandis que celles solubles dans l'alcool restaient inefficaces.

XXI

Bacillus capsulatus R. Pfeiffer.

(Fig. 46.)

Dans la cavité abdominale d'un cobaye mort subitement, R. Pfeiffer a trouvé un exsudat épais qui forma un petit bâtonnet par la culture pure. La figure 46 présente la préparation d'un liquide œdémateux péritonéal d'un cobaye infecté au bacille capsulé. Les bâtonnets gros et grands, généralement isolés, sont arrondis à leurs extrémités et entourés d'une capsule ovale peu développée dans notre préparation.

Le bacille n'a pas de motilité propre et l'on n'a pas observé de sporulation. Sur gélatine, il présente la forme d'un clou sans liquéfier son terrain. Sur agar, il présente une couche épaisse et blanche. Sur pomme de terre, il forme une couche mycélienne d'une forme blanchâtre. Dans le bouillon, ce sont des précipités blancs et nuageux après un temps assez long.

Il est pathogène pour les souris grises et blanches, les cobayes, lapins et pigeons. Les souris succombent au bout de deux ou trois jours. Dans le sang filandreux et dans les organes, on trouve quantité de bacilles capsulés. Ils se colorent par les procédés ordinaires et se décolorent par la méthode Gram.

XXII

Bacille du tétanos.

(Fig. 47.)

Carle et Rattone ont découvert, en 1884, la nature infectieuse du tétanos. Nicolaier montra, peu après, que l'introduction sous-cutanée de terreau aux souris et aux cobayes provoquait le tétanos. Leur pus transmit la maladie à d'autres. Les parties infectées accusaient des bâtonnets longs, grêles, à spores terminales. Mais Nicolaier ne réussit pas à les cultiver. Deux ans après, Rosenbach retrouva ce bacille dans le tétanos traumatique de l'homme. Mais il ne put davantage en obtenir de culture. Ce n'est qu'en 1891 que Kitasato réussit à le cultiver en tuant tous les autres bacilles, qui l'accompagnaient sur le sérum et sur l'agar par un chauffage à 80°.

Le bacille du tétanos est rigoureusement un aérobie; il n'a qu'une médiocre motilité propre. Comme la figure 47 le montre, c'est un bâtonnet semblable à un poil de brosse, pourvu de spores terminales. Les pôles sont d'une section nette. Dans les cultures sur gélatine épaisse, ils prolifèrent dans les couches profondes non oxydées sous forme rayonnante comme un chardon. Au maximum de son développement, ce bacille liquéfie la gélatine. Il se comporte de même sur l'agar. Les cultures répandent une odeur intense où l'on a distingué de l'hydrogène sulfureux et du captan méthylène. Il se colore à la méthode Gram.

On a trouvé ce bacille dans le terreau, la poussière et les excréments des animaux, ainsi que ses spores. On trouve chez les animaux morts du tétanos des bacilles sporulents dans les foyers de l'infection et dans la petite quantité du pus sécrété. Sur d'autres parties du corps, on ne le trouve pas. Il produit une toxine pénétrant dans le corps à partir du foyer d'infection et produisant les phénomènes généraux. Cette toxine se produit aussi dans la culture artificielle. Le chauffage pendant cinq minutes à 65° l'atténue fortement et le détruit à un degré plus élevé. Behring et Kitasato ont fait des essais d'immunisation et de guérison contre le tétanos.

XXIII

Le Bacille de la pustule maligne.

(Fig. 48.)

Feser et Bollinger ont reconnu, en 1876, que la pustule maligne est distinctive du charbon contrairement à ce que l'on croyait. Les deux savants ont observé aussi le retour régulier de bâtonnets épais dans les œdèmes emphysémateux des tissus cellulaires sous-cutanés et supposèrent en eux les germes de la maladie.

Arloing, Cornevin et Thomas réussirent quelques années plus tard à cultiver ce bacille et à reproduire la maladie. La figure 48 les montre épais et gros ; ils sont réunis en groupes et arrondis à leurs extrémités. Leur motilité est médiocre malgré leurs nombreux cils. Ils forment des spores endogènes ovales, qui leur donnent l'aspect de baguettes de tambour. Ils sont exclusivement aérobies. La température de l'étuve leur est la plus favorable. Sur gélatine sèche, ils forment de petites sphères blanches qui liquéfient bientôt la gélatine ambiante. Pendant la prolifération, il se développe des gaz méphitiques qui provoquent souvent des craquelures de la couche gélatineuse. Ils sont susceptibles de coloration ordinaire et réfractaires à celle de Gram.

Les bovidés, les chèvres et les cobayes sont très sensibles, les chevaux et les ânes le sont moins. Les grenouilles maintenues à 22° succombent à l'infection. Le plus souvent, cette maladie frappe les bovidés et se manifeste par l'œdème de la musculature et de la peau. En passant la main sur les parties atteintes, généralement les cuisses et la poitrine, on entend un bruit de crépitement provenant des bulles de gaz des œdèmes emphysémateux; les animaux succombent à l'infection entre quarante et cinquante heures.

Kitt a réussi à immuniser les bovidés, des moutons et des cobayes, au moyen d'un vaccin prélevé sur de la viande infectée et desséchée par un chauffage de 6° à la vapeur. Roux a obtenu les mêmes résultats par des expériences analogues. On n'a pas encore observé de transmission à l'homme.

XXIV

Le bacille de l'œdème malin.

(Fig. 49 et 50.)

En 1881, Koch a décrit ce bacille qui est probablement le germe appelé par Pasteur vibrion septique. Il est extrêmement répandu dans la nature; on le trouve à la surface des terreaux fraîchement fumés; de même dans la poussière, les immondices et dans l'intestin de beaucoup d'animaux.

C'est un bâtonnet grêle aux extrémités arrondies. On le trouve fréquemment en petits fils comme le montre la figure 49, et pouvant s'allonger fortement dans l'organisme animal. Sa motilité est assurée par des cils. La figure 50 en donne une préparation. Les cils partent non seulement des pôles mais des côtés. Au traitement caustique, ces bâtonnets sont fortement gonflés et paraissent beaucoup plus grands que ceux de la préparation 49, au même grossissement mais traités à la fuchsine. Ils se sporifient dans certaines conditions. Les spores provoquent chez les bacilles ces gonflements que l'on désigne sous le nom clostridium ou fusiforme. Ils sont exclusivement aérobies.

La température de l'étuve est très propice à leur culture. A 20°, ils prospèrent encore mais très lentement. Sur gélatine, ils produisent des formes sphériques entourées de mucosités nuageuses et dégagent des gaz méphitiques. La gélatine est liquéfiée peu à peu. Dans la culture d'agar à la dextrose, terrain très propice, il se produit aussi des colonies sphériques. Le plus souvent le terrain se morcelle sous le développement tumultueux des gaz.

Les cobayes sont très sensibles à l'infection. Le plus facile est de la leur communiquer par insertion sous-cutanée de terreau sporifère au moyen d'une pointe de couteau et dans une poche pratiquée *ad hoc*. Les animaux succombent entre le deuxième et le troisième jour.

Ces bacilles se trouvent partout dans les œdèmes en général. Le tissu cellulaire sous-cutané est engorgé d'un pus d'une couleur brun sale dans la région du foyer d'infection et dégageant une odeur intense d'hydrogène sulfureux et de mercaptone. Chez l'homme, on a remarqué ces infections provenant d'injections sous-cutanées à l'aide de seringues malpropres, ainsi que dans les cas de rupture osseuse, etc. Ces infections sont toujours mortelles.

Ce bacille se colore avec des anilines basiques, la méthode de Gram ne lui est pas applicable.

XXV

Le vibrion du choléra asiatique.

(Fig. 51, 52, 53, 54, 55, 56 et 57.)

De 1829 à 1837, le choléra fit son apparition en Europe pour la première fois, prenant son point de départ dans l'Inde, et ravageant l'Europe entière. Depuis, le choléra a été un hôte fréquent de l'Allemagne. Hambourg a subi quinze épidémies depuis 1831. Berlin en compte douze. Les opinions sur son origine et sa cause étaient assez spéciales, on supposa généralement qu'un poison, dont le véhicule devait être l'air, répandait et causait l'épidémie; on lui attribuait aussi une origine locale et, faute d'autres connaissances, on imputa l'inexplicable à quelque mauvais génie épidémique.

C'est à Pettenkoffer que revient le mérite en plus grande partie d'avoir rectifié et précisé ces hypothèses vides de sens. Il pose l'étiologie du choléra en quelque sorte comme une équation avec une inconnue, et procède comme suit : le germe du choléra (X) produit suivant la disposition locale et temporale du sol (Y) le poison cholérique (Z) comme le champignon levurien (X) produit le poison de l'alcool enivrant (Z) en l'extrayant de la solution sucrée (Y). Pettenkoffer admet l'existence du germe (X) comme tel, mais il lui conteste la possibilité de produire le choléra sans (Y) et sans (Z). Sous le nom de disposition temporale du sol (Y), Pettenkoffer voit, avec la pollution de ce sol, l'abaissement du niveau de la nappe artésienne. Jusqu'en 1883 cette opinion dominait en Allemagne. En 1838, Bœhm croyait avoir vu dans les déjections des cholériques des individus semblables à des cryptogames levuriens. En 1866, Klob trouva dans des déjections cholériques des microorganismes qu'il jugea responsables de la maladie.

Lors d'une épidémie en Égypte, en 1883, le gouvernement allemand envoya une mission dans ce pays sous la direction de Robert Koch. Les résultats n'ayant pas été définitifs en Europe, la mission se rendit dans l'Inde, patrie du choléra. C'est alors que Koch réussit à trouver dans l'intestin grêle de cadavres de cholériques un bacille virgule cultivable sur gélatine directement après extraction de l'intestin grêle.

Sa forme et ses propriétés biologiques le distinguent absolument de toutes les autres bactéries intestinales. Dans les selles de cholériques semblables à des décoctions de riz, chargées de mucosités floconneuses, on trouve le bacille de Koch à l'état de culture pure. On ne le trouva jamais dans le sang ni dans les organes des cadavres des cholériques. Ce n'est que dans l'intestin et son contenu, que l'on trouva les germes pathogènes. Il n'y était jamais dans l'intestin des gens sains.

Avec la découverte du bacille virgule du choléra asiatique par Koch, on se rangea à l'unanimité à la théorie de ce savant sur l'étiologie du choléra. Cette opinion est que la cause du choléra est un bacille spécifique qui, partant de l'homme, passe dans un autre homme au moyen de l'eau potable et arrivé dans son intestin y développe le choléra. En dehors de l'organisme humain, Koch n'a trouvé le vibrion cholérique que dans un marais indien.

Le vibrion du choléra est un bâtonnet plus ou moins courbé d'une longueur de 1 μ à 1 μ et demi. La figure 51 en montre une préparation de culture pure originaire d'un cholérique de l'hôpital moabite de Berlin. La plupart de ces bacilles accusent une forme de virgule, d'où le nom qui lui a été donné par Koch et adopté par tout le monde. La figure 52 nous montre une disposition sur gélatine détachée d'une préparation. La bordure nord occupée par un trait nettement limité représente la zone frontière de la colonie. On trouve aussi dans cette préparation des bacilles virgules en S et en croissant. Sur terrain artificiel et vu la consommation rapide du substratum nutritif, il se produit une prolifération accélérée et naturellement des formes involutives. La figure 53 nous en donne un spécimen qui ne permet plus quelquefois de retrouver la forme originaire. La figure 54 nous montre une préparation au pinceau de déjections de cholériques. Les nombreux vibrions généralement faiblement courbés sont en grande partie isolés parmi les mucosités et les résidus épithéliaux. Les formes en S sont les plus rares. Par contre, on trouve des individus ayant la forme droite ou à peu près. Ce qu'il y a de plus remarquable c'est que tous les autres vibrions endémiques de l'intestin, sont refoulés par le bacille virgule qui y règne finalement à l'état de culture presque pure. Les bacilles du choléra possèdent une force motrice considérable dont on peut se convaincre en examinant une goutte fraîche à la gélatine, sous le microscope. Le champ fourmille de bacilles extrêmement mobiles.

Lœffler a prouvé que les bacilles virgules ont des cils. En effet, ils en possèdent un très long à un pôle (fig. 55). Le procédé de Lœffler permet souvent de les rendre visibles. Dans la préparation, plusieurs individus ont de très longs flagella apparaissant légèrement ondulés, chez d'autres ces fouets sont si faiblement colorés que la reproduction ne les rend pas.

Les températures de chambre et de l'étuve leur sont également propices sur des terrains ordinaires, qui réclament d'ailleurs une certaine alcalinité. Dans la culture sur gélatine, il se produit, au bout de vingt-quatre heures, un léger nuage le long de la ponction vaccinante et se développe fortement dans les quarante-huit heures. Le terrain se liquéfie le long de la ponction et surtout dans la couche supérieure; cela forme un entonnoir allongé en haut duquel on rencontre fréquemment une bulle d'air. La figure 56 nous montre une culture gélatineuse vieille de quatre jours à la température de chambre. Nous voyons ici l'entonnoir en liquéfaction enveloppé avec la bulle d'air. Les bactéries sont descendues dans les profondeurs de l'entonnoir qui se rétrécit graduellement et qui remplit subitement le canal perpendiculaire inférieur peu liquéfié et tapissé à l'intérieur d'une masse bactérienne blanche. Si on abandonne cette culture pendant quelques jours encore à son développement naturel, le canal se liquéfiera graduellement, et l'entonnoir prendra une forme rappelant celle d'un bas. La prolifération du bacille virgule sur gélatine est très caractéristique. Il se constitue d'abord de petites colonies, rondes et claires dont le bord, même à un faible grossissement, ne paraît pas plein mais légèrement dentelé ou granulé. On remarque souvent, lorsque les colonies ne sont pas sous le champ de l'objectif, un emplacement clair ou obscur dû à une déviation de la lumière et qui entoure chaque colonie. Cette image est fournie généralement par des plaques vieilles de douze à dix-huit heures à la température de la chambre. Au bout de vingt-quatre heures, leur volume a augmenté sensiblement et la granulation, que l'on avait observée au début sur la bordure, s'est répandue sur toute la surface de la colonie, comme le montre la partie ouest de la figure 57. La granulation est la plus avancée au centre ; au bord la colonie donne l'impression d'être composée de petits éclats de verre. Le bord possède une stucture granulée grossière. A ce moment, il s'établit une liquéfaction assez énergique de gélatine dans le domaine de la colonie qui s'enfonce dans la gélatine même et qui plus tard apparaît entourée d'un retranchement. La deuxième figure du champ 57 nous représente la colonie au bout de soixante-douze heures ; elle s'est accrue considérablement. La granulation s'est obscurcie par la pigmentation sombre du centre et la structure granuleuse de la périphérie a fait place à la formation d'une fine végétation frisée et filiforme de la circonférence, végétation déterminée par la peptonisation progressive du terrain de culture.

Dans l'écoulement du substratum nutritif liquéfié, des bactéries isolées sont charriées mécaniquement sur un trajet hors de la colonie et leur prolifération le long de ce trajet imprime la forme extérieure caractéristique à la colonie elle-même. Lorsque la gélatine prend de grandes dimensions sous l'influence liquéfiante de la température, les colonies se trouvent résider au bout de quelques jours dans un entonnoir profond. Sur l'agar, les vibrions cholériques forment des couches luxuriantes, jaunâtres et résistantes. Dans le bouillon, ils produisent un nuage général; souvent la surface se couvre d'une pellicule crémeuse, épaisse et d'un jaune blanchâtre. Le sérum, sur lequel ils forment une couche de même teinte, se trouve lentement liquéfié. Sur la pomme de terre, le vibrion cholérique forme une couche épaisse d'un brun jaune, mais il réclame pour cela une température de 30 à 36°. Dans le lait il prolifère bien, mais il y provoque la coagulation.

Ces vibrions sont très sensibles. Une haute température, l'influence passagère d'un désinfectant chimique, la dessiccation les tuent. Ils sont plus résistants au froid et vivent longtemps à 20° au-dessous de zéro. Les autres bactéries en viennent facilement à bout. Dans des déjections, ils meurent généralement au bout de vingt-quatre heures. Dans les liquides stercoreux leur présence n'est plus démontrable au bout de vingt-quatre heures. Même dans l'eau des rivières, ils ne semblent pas pouvoir se tenir plus de quinze jours. Ils peuvent rester longtemps robustes à la surface de certains aliments comme la viande fraîche, les fruits, le lait, etc.

Lorsqu'on réduit des cultures de choléra nourries dans un bouillon de peptone, de la gélatine ou de l'agar, avec de l'acide chlorhydrique ou sulfurique pur, la culture ne tarde pas à virer au rose, jusqu'au rouge foncé. C'est la rétroaction cholérique décrite par Poehl. Le colorant produit est du nitrosoindol. La réaction s'effectue parce que le vibrion cholérique a la faculté, comme beaucoup d'autres variétés bactériennes, de former de l'indol par l'albumine de son terrain, et qu'il a ensuite la propriété de réduire en nitrites les nitrates contenus dans le substratum sous forme de sels. Si l'on ajoute un acide minéral à la culture, le nitrite sera mis en liberté et il se produira bientôt un colorant rouge d'après la formule : indol + acide nitrique = nitrosoindol. Cette réaction a été considérée comme utilisable pour le diagnostic, elle l'est encore; mais comme l'on a trouvé, ainsi qu'on le verra plus loin, que d'autres vibrions sont susceptibles de la même réaction, la valeur diagnostique de la rétroaction cholérique n'apparaît pas d'une grande importance. Ce vibrion se colore à l'aniline aqueuse, il est réfractaire à la méthode de Gram.

Dans les recherches bactériologiques d'un cas suspecté de choléra, l'essentiel est de faire une série de préparations au pinceau avec de la matière cholérifère fraîche et de faire des plaques avec les traces des mucosités intestinales. Lorsqu'on ne possède pas des matériaux frais, ou bien lorsque l'examen bactériologique des préparations au pinceau n'accuse pas de formes virgules, il sera bon d'employer le procédé d'amorçage de Koch et de Schottelius, qui consite à mettre des traces de déjection dans un bonillon nutritif composé d'eau avec 1 p. 100 de peptone et autant de sel de cuisine et que l'on expose pendant douze heures à l'étuve. Dans ces conditions, le bacille du choléra se développe de préférence à tous les autres. Maassen a indiqué un procédé très simple pour déterminer la présence du bacille cholérique. Il badigeonne du sérum avec des traces de la matière suspecte ; si le sérum est liquéfié dans les vingt-quatre heures, cela accusera la présence du bacille cholérique ; le contraire prouvera son absence. Suivant Elsner, le développement caractéristique des colonies s'établit à la température de 24° au bout de dix heures sur des plaques enduites d'une gélatine alcalinisée faiblement à 25 p. 100. La détermination de ces germes dans l'eau, qui recèle des vibrions parfaitement similaires à celui du cholèra, est beaucoup plus difficile à effectuer que dans les déjections.

Koch a réussi à infecter de choléra des cobayes dont l'estomac avait été muni au préalable d'une solution alcaline de quelques centimètres cubes afin de neutraliser le contenu de l'estomac et après avoir aboli la péristaltique intestinale par une injection d'opium intrapéritonéale. Il administra le bouillon de culture par l'œsophage. Au bout de deux jours, l'animal ainsi traité accusa un état morbide analogue au stade aigu du choléra. Il se manifesta un refroidissement de la surface du corps, une activité cardiaque et respiratoire faible et une parésie des extrémités postérieures. A la dissection, l'intestin grêle dont la muqueuse était fortement rougie, était relâchée et remplie d'un liquide incolore cotonneux contenant des bacilles du choléra en grande quantité. L'infection chez l'homme part, comme nous avons dit, sans exceptions de l'intestin. Le bacille y pénètre par l'estomac et provoque les phénomènes graves qui composent le tableau morbide du choléra.

Le suc gastrique acide et normal est un obstacle au développement du germe cholérique ; il y meure très rapidement.

Tout récemment les expériences d'infection volontaire opérées sur eux-mêmes à l'aide cultures pures par Pettenkoffer et Emmerich, lesquelles ont entraîné l'affection typique, ont prouvé que le bacille de Koch est véritablement le choléra.

Les vibrions cholériques produisent une toxine spéciale qui n'est pas encore bien déterminée, suivant Pfeiffer elles sont en rapport direct avec les corps mêmes des bactéries. Lorsque l'on infecte des cobayes par voie intra-péritonéale au moyen de cultures cholériques virulentes, il se présente déjà au bout de quelques heures des symptômes indubitables d'intoxication, un abaissement de la température, une faiblesse quasi-paralytique des extrémités postérieures ainsi que des convulsions fibrillaires. Les animaux succombent généralement entre seize et vingt-quatre heures d'infection. On peut produire des toxines en cultivant des vibrions dans des œufs de poules comme Gruber, Vienner, Hueppe, Scholl et Grégoricf l'ont prouvé. Klemperer, Ehrlich, Wassermam et Kitasato ont tenté des essais d'immunisation anticholériques chez les hommes et les animaux avec des résultats variables.

XXVI

Vibrion de Berlin.

(Fig. 58.)

En 1893, Veisser et Gunther ont trouvé dans les eaux potables de Berlin, un bacille virgule offrant de grandes analogies avec le bacille du choléra asiatique.

Le vibrion de Berlin représente, comme le démontre la figure 33, un bâtonnet distinctement courbé comme celui de Koch, qui, groupé par couples ou par plusieurs individus, accuse des formes demi-ronde ou en S. La grandeur de chaque individu est variable. Les vibrions possèdent une motilité propre très vive, facilitée par un fouet partant du pôle, exactement comme chez le vibrion du choléra.

Le vibrion de Berlin prolifère à la température de chambre et d'étuve. Dans la culture sur gélatine, ce vibrion se distingue facilement de celui du choléra. Les colonies n'accusent pas la granulation grossière du premier, mais son grain est beaucoup plus fin, le rebord n'est pas non plus dentelé irrégulièrement, mais il est presque net et parfaitement circulaire. Au bout de quelques jours, le bord est dentelé en rayons onduleux, mais la granulation est toujours fine; ensuite les colonies n'atteignent jamais les dimensions de celles du choléra. La gélatine est liquéfiée plus lentement que dans la prolifération du bacille cholérique. Dans la culture sur gélatine ponctionnée, le vibrion prolifère le long de la piqûre, en liquéfiant la couche supérieure de gélatine. Sur l'agar, le vibrion de Berlin forme une couche jaunâtre.

Il est extrêmement pathogène pour les cobayes. Les animaux succombèrent entre le premier et le deuxième jour à la suite d'une injection intra-péritonéale d'une culture et avec un abaissement de température. A la dissection, on trouva les mêmes résultats que chez les cobayes morts du choléra. Le réaction au bacille cholérique (réaction au nitrosoindol) est donnée identiquement par le vibrion de Berlin. On peut les colorer par les anilines aqueuses, mais il est réfractaire à la méthode de Gram.

XXVII

Le vibrion du Danube.

(Fig. 59.)

Heider a isolé de l'eau du canal du Danube de Vienne un vibrion qui offre de grandes ressemblances avec celui du choléra. C'est un bâtonnet assez grêle qui, comme le montre la figure 59, est généralement recourbé. Ils se réunissent souvent et forment des S, des demi-cercles ou des faucilles. Dans les vieilles cultures, ils adoptent même la forme hélicoïdale.

Le vibrion du Danube possède une forte motilité propre, les colonies gris claire ont une bordure dentelée qui les fait ressembler les premiers jours à des colonies cholériques. Sur gélatine, il lui ressemble également avec cette différence qu'il peptonise son terrain beaucoup plus énergiquement. Le vibrion du Danube prolifère sur l'agar sous forme de couche blanche et luxuriante, sur la pomme de terre il forme un gazon d'un brun jaunâtre, dans le bouillon, il prolifère abondamment. A la surface il s'établit au bout de quelques jours une couverture où avec le vibrion générateur on trouve de longues formes en spirale. Il coagule le lait au bout de trois ou quatre jours et ne donne pas de réaction de nitrosoindol.

Heider a démontré son effet pathogénique sur le cobaye, au moyen d'une injection intra-péritonéale ou sous-cutanée. Il est douteux d'après les travaux de Heider que l'on puisse procéder à l'infection par l'estomac suivant la méthode qui a réussi à Koch.

XXVIII

Vibrion de Bonhoff.

(Fig. 60.)

A l'occasion de recherches bactériologiques dans l'eau d'une rivière dérivant de Stolp en Poméranie, Bonhoff a trouvé un vibrion donnant la rétroaction cholérique. Ce vibrion est un peu plus gros que le bacille de Koch et accuse moins de courbures; il est groupé fréquemment comme le montre la figure 60; il décrit ainsi de longues courbes et présente des formes en S; il ne se colore pas bien aux anilines aqueuses ordinaires. Il faut un chauffage très fort pour obtenir de bonnes préparations. Le colorant du dahlia se prête le mieux pour des préparations de coloration uniforme. Il possède un flagellum très long à l'un de ses pôles; on n'a pas remarqué chez lui de sporulation.

Il se développe très lentement sur gélatine. Ce n'est qu'au bout de quarante-huit heures que l'œil peut percevoir deux petits points d'un blanc grisâtre. La bordure de la colonie est nettement bornée, à l'intérieur la structure est accidentée; la gélatine n'est pas liquéfiée. Dans la gélatine ponctionnée, il ne se produit pas non plus de liquéfaction.

Cultivé sur agar à la température d'étuve il forme en peu de temps un gazon d'un gris bleu d'un brillant humide. Sur pomme de terre, il se forme au bout de peu de temps une couche fine et brune. Le bouillon alcalin provoque une végétation luxuriante. A la surface il se forme des pellicules d'un blanc grisâtre. Les expériences sur sa prolifération dans le lait ont établi qu'il est capable d'y provoquer une réaction alcaline.

Il est pathogène pour les souris, les cobayes et les canaris.

XXIX.

Le vibrion Dimbar.

(Fig. 61.)

Dans l'eau de l'Elbe, Dimbar et Œrgel ont trouvé en 1893, près de Hambourg, un vibrion ayant de grandes ressemblances avec celui du choléra. La figure 61 est une culture sur agar du vibrion en question. Les bâtonnets courts et ramassés sont pour la plupart fortement recourbés. On les trouve isolés ou par couples formant des demi-cercles et des S. Ils prennent difficilement la couleur d'aniline ; on voit par les blancs du centre du champ que la coloration a plutôt réussi dans la périphérie. Ils liquéfient la gélatine plus vite que les vibrions cholériques, mais l'aspect des colonies sur plaques et dans la culture à ponction ne se distingue pas beaucoup de ceux du choléra. Sur l'agar, le vibrion forme une couche d'un jaune blanchâtre luxuriant. La réaction au nitrosoindol s'établit clairement par l'addition d'acide sulfurique dilué aux cultures de peptone.

Kutscher a le premier établi que ce vibrion brille dans l'obscurité d'une lueur blanc verdâtre. Le maximum de phosphorescence se produit à 22°. La nature du terrain ne paraît pas y contribuer. La suppression d'oxygène et le passage du vibrion par le corps animal ne compromettent pas ce phénomène ; d'autres vibrions de l'Elbe se manifestent ainsi, mais la plupart des autres et notamment celui de Koch ne le font pas.

Les cobayes inoculés au péritoine succombent comme ceux infectés du choléra. Dans une chambre obscure, la cavité abdominale et le diaphragme ouverts apparaissent avec une lumière vive d'un beau blanc verdâtre comme tous les exsudats péritoneaux riches en vibrions.

Nous ajouterons que Wernicke a, en 1893, cultivé deux vibrions de l'Elbe qui n'avaient aucun pouvoir phosphorescent ; le numéro 1 est deux fois plus grand que le bacille virgule. Il liquéfie fortement la gélatine. Il accuse la rétroaction cholérique et n'est que médiocrement pathogène pour le cobaye. Le numéro 2 est plus petit que celui du choléra, ne liquéfie que faiblement la gélatine, accuse la rétroaction cholérique et possède une virulence énorme pour les lapins, cobayes, pigeons et souris.

XXX

Vibrions aquatiques et terrigènes de Gunther.

(Fig. 62.)

Dans l'examen de l'eau de la Sprée non filtrée, Gunther a trouvé, en 1892, un microorganisme présentant de grandes analogies morphologiques avec celui du choléra. La figure 62 montre sur culture d'agar ce que Gunther a nommé le vibrion aquatique. Sa forme rappelle absolument celle du bacille cholérique. Parfois, il est plus grêle. Un long fouet est adapté à l'un de ses pôles; sur gélatine, il présente des colonies nettement circulaires à bordures franches accusant une coloration brune et une texture granulée. Plus tard, les contours s'estompent lorsque la colonie s'étend vers d'autres, déjà liquéfiées.

Sur gélatine, ce vibrion vit à la surface; la zone liquéfiée forme un cratère qui se creuse graduellement. Dans le canal ponctionné, on ne trouve presque aucune prolifération. Dans le bouillon, la prolifération ne comporte pas de température élevée. Ce n'est qu'au bout de quelques semaines que l'on aperçoit un nuage léger. A l'étuve, il n'y a pas de prolifération dans le bouillon neutre ou alcalin. Il ne se développe qu'à 37°, et dégage de grandes quantités d'hydrogène sulfureux. Il est stérile sur pomme de terre, prospère sur l'agar à l'étuve; il n'est pas pathogène aux animaux d'après ce que l'on sait.

Gunther a isolé, en 1894, un vibrion originaire du sol qu'il a nommé terrigène. Celui-ci accuse la forme virgule et aussi du spirille; il est très mobile, possède des flagella aux deux pôles et même des panaches. Sur gélatine, il forme des colonies d'un brillant transparent, petites et amorphes. Après vingt-quatre heures, elles ressemblent à une goutte de graisse. Sur agar, elles forment une pellicule grisâtre. Elles ne coagulent pas le lait et ne donnent pas de réation de nitrosoindol.

Le vibrion n'est pas pathogène pour les cobayes et les souris, et il se décolore par la méthode Gram.

XXXI

Vibrion de Metschnikoff.

(Fig. 63.)

Dans une épizootie de volatiles, Gamaléia a trouvé à Odessa, en 1888, dans l'intestin de jeunes poulets, un bacille virgule analogue à celui du choléra qu'il a nommé vibrion de Metschnikoff.

Ce bacille est de beaucoup plus court que celui de Koch et beaucoup plus courbé. Parfois, il est en demi-cercle. Il accuse une mobilité propre due à un long flagellum unique. Il est facultativement aérobie et prospère sur terrain ordinaire aux températures de chambre et d'étuve. Sur gélatine, il forme des colonies semblables, mais plus rapidement que celles du choléra. Cette formation peut aussi se produire assez lentement. En tubes ponctionnés, il ne se distingue pas du vibrion de Koch. Sur agar, il forme une peau assez épaisse et jaune. Dans le bouillon, il provoque des troubles nuageux. Sur pomme de terre, il forme une couche épaisse brun jaunâtre.

Il est très pathogène aux poulets et aux pigeons, qui succombent vingt-quatre heures après une faible inoculation dans les muscles pectoraux, tandis que le vibrion cholérique ne les affecte presque pas. On en trouve de grandes quantités dans le sang. Les cobayes y sont très sensibles, surtout par infections stomacales ; ce qui n'est pas le cas des volatiles.

Les cultures donnent la rétroaction du bacille cholérique, on colore les vibrions aux anilines ordinaires. Il est réfractaire à la méthode Gram.

XXXII

Vibrion de Finkler et Prior.

(Fig. 64.)

Finkler et Prior ont trouvé, dans les déjections d'un malade du choléra nostras, un vibrion qu'ils supposèrent, mais à tort, identique à celui de Koch. Ils ne l'ont même plus retrouvé dans d'autres affections.

La figure 64 en présente une culture pure. Ils se distinguent de la forme morbus par leur épaisseur et leur volume seul. Les individus sont presque toujours isolés et fortement courbés et n'accusent que rarement les formes semi-circulaires et ondulées du bacille de Koch. Ils ont une motilité propre accentuée grâce aux cils qu'ils ont comme leurs congénères asiatiques.

Sur gélatine, ils prolifèrent plus rapidement que celui-ci. Les colonies atteignent, au bout de deux jours, le volume d'une lentille. Autour d'elles, la gélatine est complètement liquéfiée de sorte que dans un entonnoir formé de substratum nutritif liquéfié, ils sont précipités par leur propre poids. Le contour de la colonie est circulaire, non granulé ni dentelé. Ils liquéfient rapidement leur terrain. En tubes, il le transforme, au bout de quelques jours, en un liquide trouble envahi de mycélium. Sur agar, la végétation est luxuriante, la couche formée est épaisse. Sur pomme de terre, cette couche est grisâtre. Il trouble fortement le bouillon.

Il n'est que légèrement pathogène. Parmi les cobayes infectés, c'est la minorité qui succomba.

Ce vibrion ne donne presque jamais la réaction de nitrosoindol. Il ne se colore pas à la méthode Gram.

XXXIII

Vibrion Deneke.

(Fig. 65.)

En 1885, Deneke trouva, dans un vieux fromage, un vibrion bacille biologiquement et morphologiquement analogue à celui de Koch. Il est plus mince et plus dégagé que celui-ci. La prolifération de chacun d'eux n'est pas aussi prononcé que chez celui du choléra. Certaines cellules sont presque droites. Il ne s'ondule presque jamais. Il est doué de motilité et possède un fouet; sa température de culture est de 22 à 24°; il n'en supporte pas de plus élevé. Sur gélatine, il est plus rapide que celui de Koch, mais moins que celui de Finkler. Les colonies entourées d'un grand entonnoir liquéfié ont une belle couleur jaune et sont généralement circulaires. A la surface des cultures gélatineuses, il se produit entre vingt-quatre et trente-six heures une peau crémeuse, forte et jaunâtre. Les pellicules suivantes se liquéfient rapidement. Comme dans les colonies cholériques, ils forment une bulle d'air mais moins grosse. Sur agar, ils forment une couche mince humide de jaune paille. Ils troublent fortement le bouillon et ne prolifèrent guère sur pomme de terre.

Il est pathogène aux cobayes mais moins que le vibrion de Finkler. Suivant les circonstances il peut donner la rétroaction cholérique.

XXXIV

Vibrion de Miller.

(Fig. 66.)

En 1885, W. D. Miller a trouvé dans la bouche humaine un vibrion analogue à celui du choléra, mais plus encore à celui de Finkler à qui certains le trouvent identique. Ce bâtonnet grêle est médiocrement courbé mais se groupe volontiers, forme des spirilles, ce qu'il produit surtout dans les vieilles cultures. Il possède des fouets et ne sporule pas. Sur gélatine, il forme de petites colonies granuleuses, à bordures étroites et de teintes brun clair. Le terrain est rapidement liquéfié. Sur agar, il forme une pellicule épaisse jaunâtre.

Il n'est pathogène ni pour l'homme ni pour les animaux.

XXXV

Vibrion Weibel.

(Fig. 67.)

Weibel a trouvé, en 1892, dans l'examen bactériologique d'une eau de puits infectée longtemps avant de vibrions cholériques, un bacille offrant une certaine analogie avec celui du choléra. C'est un bâtonnet court assez gros et fortement courbé, présentant des ondulations par suite de juxtaposition d'individus. Les colonies forment des disques homogènes d'un brun clair et transparentes, avant toute liquéfaction. Celle-ci se produit plus rapidement que chez le vibrion cholérique. Au bout de vingt-quatre à quarante heures, le circuit liquéfié devient irrégulier. Au centre, il se forme un petit cratère circulaire et jaunâtre. Sur gélatine ponctionnée, il se forme un développement minime le long du canal. La liquéfaction se produit à la surface en entonnoir et se poursuit en descendant sous forme plane. Sur agar, la couche est grisâtre. Sur pomme de terre, il n'y a pas de prolifération. Par contre, ce développement devient luxuriant dans un bouillon de peptone de viande salé au gros sel, mais assez lentement encore. Aucun essai de ce vibrion n'a été encore fait sur les animaux.

XXXVI

Spirille de crachat.

(Fig. 68.)

On le trouve en grande quantité dans la bouche de l'homme; il est assez grand, souvent courbé en demi-cercle. Sa forme caractéristique le fait distinguer immédiatement des autres microorganismes de la bouche. Souvent, il forme des spirilles assez longs et ondulés.

Il n'est pas cultivable. Il est cependant pathogène dans certaines circonstances. Verneuil et Clods l'ont trouvé dans un abcès de la glande salivaire sublinguale. On l'a trouvé aussi dans un cas d'adénite sous-maxillaire après une extraction dentaire.

XXXVII

Spirille de la fièvre intermittente.

(Fig. 69.)

Hermeyer a trouvé, en 1873, dans le sang de fiévreux et pendant l'accès, de gros spirilles restés incultivables jusqu'ici. La figure 69 nous les montre comme de longs fils flexueux. Ils sont souvent six à sept fois plus longs que le diamètre des hématies. Chez certains individus, ils accusent une forme hélicoïde, chez d'autres, ils présentent la forme d'un fouet ou de fils irrégulièrement ondulés. Les pôles sont pointus. Ils ont une motilité propre. On n'a pas remarqué de sporulation. On les trouve presque exclusivement pendant l'accès de fièvre.

Koch et Cauter ont pu le transmettre au singe qui n'en eut qu'un accès de fièvre mais très violent. Un animal tué pendant l'accès contenait le spirille dans le sang et dans d'autres organes. Chez le singe, la durée d'incubation est d'environ trois heures.

Maumrowsky a indiqué la méthode de coloration suivante : les couvre-objets séchés à la flamme sont plongés pendant une à deux heures dans une solution d'alcool saturée d'éosine et ensuite colorée pendant vingt à trente minutes dans une solution aqueuse de bleu de méthylène et à chaud. Ensuite, on rince à l'eau, on sèche et l'on enferme dans du baume de Canada. Les spirilles apparaissent bleus et les hématies roses. On ne peut les colorer à la méthode Gram.

XXXVIII

Le diplocoque de la pneumonie de Frænkel.

(Fig. 70.)

A. Frænkel a trouvé dans la salive des pneumoniques un microbe qu'il nomma d'abord microbe de la septicémie salivaire ; mais plus tard, après l'avoir trouvé fréquemment dans les sécrétions pulmonaires, et parmi les phénomènes secondaires de la pneumonie comme la pleurésie, l'endocardite, la péricardite et la méningite, Frænkel exprima l'avis que ce pourrait être-là le microbe générateur de la pneumonie même.

Ce bacille appartient aux coccus, c'est-à-dire aux diplocoques comme la figure 70 le démontre. Groupés étroitement par deux, ils sont pointus aux pôles et forment parfois de longues chaînes. Extraits des tissus animaux, ils sont entourés de capsules de faibles dimensions. On ne les voit pas sur la figure 70 à cause de la clarté du fond. Mais chez certains d'entre eux, cette enveloppe est perceptible. Elle ne se présente pas dans les cultures artificielles.

Ce diplocoque est immobile, il appartient aux anaérobies facultatifs, sa température de culture préférée est entre 26 et 38°. Le terrain doit être alcalin, la moindre acidité le rend stérile. Sur gélatine, il forme une pellicule blanche. Sur sérum et agar, la couche est semblable à la rosée. Dans le bouillon, le trouble est léger et général.

Il est très pathogène aux souris, cobayes et lapins et les tue entre vingt-quatre et quarante-huit heures. La rate est hypertrophiée, dure et d'un brun rouge. Les poumons semblent inaltérés. Le diplocoque se trouve abondant dans le sang et les organes.

Suivant Foa et Klemperer, on peut immuniser le lapin par des injections atténuées.

On colore le diplocoque aux anilines ordinaires. La capsule est plutôt réfractaire. La méthode Gram lui est applicable, mais la capsule s'y soustrait aussi.

XXXIX

Microcoque de la pneumonie de Friedlænder.

(Fig. 71.)

Dans la salive et le suc alvéolaire des pneumoniques, Friedlænder a vu, le premier, en 1883, des microcoques, qu'il put facilement cultiver et avec lesquels il put infecter des animaux. Ce microbe a été trouvé depuis dans la rhinite et dans l'otite moyenne.

La figure 71 représente une préparation issue du sang d'une souris infectée et en contient de grandes quantités. Ils sont plus gros que ceux de Frænkel et subissent des modifications dans le poumon, ils sont dépourvus de motilité, sont entourés d'une assez forte capsule, qu'on ne trouve pas dans les cultures artificielles. En gélatine ponctionnée, ils forment des clous brillants comme de la porcelaine et ne liquéfient pas le terrain ; sur agar, la couche est épaisse et blanche ; sur pomme de terre, la couche est d'un blanc jaunâtre muqueux. Les solutions de dextrose sont réduites avec émission d'acide carbonique et d'hydrogène suivant Glunter.

Ils sont pathogènes aux cobayes et aux chiens et surtout aux souris. On les trouve en abondance dans le sang et les organes des animaux infectés et ayant succombé à la pneumonie. La méthode Gram ne les colore point.

XL

Le diplocoque de la gonorrhée.

(Fig. 70 et 73.)

En 1879, Neisser a, le premier, attiré l'attention sur un microorganisme rencontré régulièrement dans le pus blennorrhagique. Ce microbe trouvé également dans la conjonctivite blennorrhagique, dans la péritonite et dans certains cas d'endocardite, péricardite et arthrite blennorrhagiques, a été dénommé gonocoque par Neisser.

Il se trouve en quantité plus ou moins grande dans le pus blennorrhagique, soit isolé, comme dans la figure 72, soit groupé en tas dans les cellules, ce qui est le plus fréquent.

La figure 73 montre plusieurs cellules purulentes, dont deux ne sont pas encore envahies alors que les deux autres sont entourées de colonies importantes de ce diplocoque. Les contours des cellules purulentes sont un peu sporifiés. Les gonocoques ne sont pas de forme sphérique, ce qui a lieu fréquemment chez les coccus et même chez d'autres diplocoques. Au contraire, ils ont conservé l'aplatissement terminal originaire de la segmentation native. Aussi, sont-ils toujours aplatis d'un côté. Leur aspect est celui de la madeleine de Commercy, d'où le nom qui les accompagne souvent.

Sur culture artificielle et notamment sur sérum, Bumm a réussi le premier à les cultiver. Ils forment une pellicule tendre et diaphane. Wertheim les a cultivés sur plaques de serum-agar; au bout de quarante-huit heures, les colonies profondes et d'un blanc grisâtre étaient visibles.

Au moyen de cultures artificielles, Neisser et Bumm ont réussi à produire la gonorrhée typique sur l'urètre humain normal. On ne peut en faire autant sur les animaux; par contre, l'injection intra-péritonéale provoque une péritonite locale chez les cobayes et les souris blanches, mais qui est rarement mortelle.

Le gonocoque se colore avec la plupart des anilines, le mieux à la solution bleue de méthylène. Il est réfractaire à la méthode Gram.

XLI

Le staphylocoque pyogène doré.

(Fig. 74.)

Parmi les coccus générateurs de pus, le staphylocoque pyogène doré, cultivé le premier par Rosenbach, joue le plus grand rôle. On le trouve seul ou accompagnant d'autres bactéries dans le furoncle, l'abcès aigu à phlegmon, l'angine tonsillaire et maculée, l'impétigo, la sycosis, dans les abcès emphysémateux et mammaires. Suivant Garré, ils pénètrent même à travers la peau saine et y provoquent des inflammations purulentes.

Les petits coccus sont toujours groupés et leur aspect rappelle les grappes de raisin. C'est pourquoi Ogston les a nommés ainsi de σταφυλή : le raisin. Bien qu'on le rencontre en petites bandes ou isolé comme à la figure 75, représentant une préparation de pus, il ne se forme jamais en chaînes. Dans la portion nord du champ 75 on trouve, près des cellules de pus, plusieurs bandes de staphylocoques en forme de grappes. On en trouve d'autres plus grandes de forme irrégulière dans le voisinage de noyaux cellulaires au sud du champ.

Ils n'ont pas de motilité propre et ne sporulent point. Ils sont très résistants à la dessiccation et aux désinfectants légers. Sur gélatine, ils forment de petits points blancs jaunâtres qui liquéfient facilement le terrain. Plus tard, les colonies sécrètent un colorant de belle nuance orange. Dans la gélatine ponctionnée cette teinte apparaît au début de la liquéfaction. Sur agar, ils forment une couche orange humide, qui devient luxuriante à la température d'étuve.

L'infection des animaux en est facile par injections sous-cutanées, où des abcès se forment. Introduit dans la circulation, le staphylocoque produit des inflammations purulentes des articulations, des métastases cardiaques et néphrétiques. Si on lèse les valvules d'un lapin et qu'on les en infecte, il se forme une endocardite ulcéreuse typique. Comme variété du staphylocoque doré, il faut considérer le staphylocoque pyogène blanc et le staphylocoque pyogène citron. Ils ne sont pas virulents aux aliments. On les colore aux méthodes ordinaires et à celle de Gram.

XLII

Le streptocoque pyogène.

(Fig. 24 et 76.)

Parmi les coccus pyogènes il y a, outre le staphylocoque, des variétés qui se forment en chaînes et que l'on appelle streptocoques. Celui-ci se rencontre principalement dans les tumeurs phlegmoneuses, la lymphadénite et la lymphangite. Il est souvent la cause de pyémie mortelle, d'inflammation articulaire et d'endocardite aiguë.

La figure 24 nous montre une couche diphtérique déjà décrite; outre le bacille diphtérique, il se trouve une grande quantité de streptocoques, dont les chaînes courtes se composent de cinq à six petits coccus. Dans la scarlatine, aussi, on les rencontre souvent sur la muqueuse pharyngienne. Dans la plupart des cas, ils y provoquent des abcès, dont le mucus contient d'abondants streptocoques, seuls ou mélangés à d'autres pyogènes, tels que le staphylocoque.

D'après les recherches de Behring, Kurth et Lingelsheim, il faut distinguer deux variétés de streptocoque. L'une d'elles ne forme que de courtes chaînes dans le bouillon (streptocoque bref) et ne joue qu'un rôle faible ou nul dans la pathologie humaine et animale. L'autre forme de longs filaments dans le bouillon (streptocoque long) et se distingue par sa grande virulence envers les hommes et les animaux. La figure 76 nous montre une préparation d'agar, sur couvre-objet sec, du streptocoque long. Nous y voyons une longue chaîne de coccus, composée de vingt individus et plus. Il y en a aussi de plus courtes, probablement dues à des déchirures. Sur gélatine, ces deux variétés forment de petites colonies blanches, la variété brève liquéfie légèrement son terrain, la variété longue ne le fait pas. Sur agar, il se forme de petites touffes grisâtres enchevêtrées. Dans le bouillon, c'est un précipité aggloméré ou distendu.

Les injections sous-cutanées de culture de variété longue aux lapins ou aux souris, provoquent la septicémie mortelle rapidement.

Le streptocoque pyogène se colore aux méthodes connues et à celle de Gram.

XLIII

Le streptocoque de l'érysipèle.

(Fig. 77.)

Dans les tissus érysipélateux, Koch et d'autres ont démontré la présence constante de microbes. En 1882, Fehleisen a cultivé le streptocoque trouvé dans les vaisseaux lymphatiques d'un érysipélateux et a pu transmettre la maladie expérimentalement à l'homme.

Ces coccus forment de longues chaînes, les individus isolés sont morphologiquement presque identiques à ceux du pyogène ; ils le sont aussi biologiquement au point que la description y relative en est inutile. Ils ne liquéfient pas la gélatine.

Ils sont très pathogènes au lapin. L'inoculation opérée à l'oreille de l'animal produit une inflammation érysipélateuse pouvant s'étendre jusqu'à la tête et la nuque. Mais, généralement, l'affection ne dépasse pas l'oreille. Il ne se produit presque jamais de purulence. La maladie disparaît entre le sixième et le dixième jour sans avoir trop affecté l'état général. Les souris y sont réfractaires.

Ils se colorent à la méthode Gram et aux autres.

XLIV

Le microcoque tétragène.

(Fig. 78 et 79.)

Dans les cavernes pulmonaires tuberculeuses ainsi que dans les crachats de phtisiques, Koch et Gaffki ont trouvé un coccus particulier qui fut nommé tétragène. Plus tard, Riandi l'a trouvé dans la salive humaine normale.

En cultures artificielles ils ne se présentent pas toujours (fig. 78) par groupes de quatre; on l'a trouvé aussi amassé à la façon des staphylocoques. Ceux issus de l'organisme se présentent toujours par quatre (fig. 79). Par quatre ou par huit, ils sont entourés d'une capsule ou d'un fourreau visqueux, ce qui n'existe pas dans les cultures artificielles. Cette enveloppe se détache comme une bordure claire, car elle est quelque peu réfractaire à la coloration.

Sur gélatine, ce microcoque forme des points blancs émaillés qui ne liquéfient pas le terrain. Sur agar, la couche est humide et blanche. Sur pomme de terre, cette couche est d'un blanc jaunâtre visqueux.

Ce microcoque est pathogène aux cobayes et aux souris blanches, alors que les grises et les lapins y sont réfractaires. Les cobayes meurent en trois et six jours de l'infection parmi des phénomènes septicémiques. Le sang et la plupart des organes contiennent des coccus en abondance.

Ils se colorent à la méthode Gram.

LES BACTÉRIES SAPROPHYTES

I

Bacille du foin. Bacillus subtilis Ehrenberg.

(Fig. 80 et 81.)

Le bacillus subtilis est une des espèces les plus répandues. On le trouve presque partout, dans l'air, l'eau et sur le sol, les excréments d'animaux, les liquides putrides et en fermentation. On le rencontre régulièrement sur le foin frais et autres plantes, d'où son nom de bacille du foin.

C'est un bâtonnet long, grêle (fig. 80), arrondi aux extrémités. Il a quelque analogie avec le bacille du charbon. Il est muni d'un long cil à chaque extrémité et est d'une motilité très vive. La figure 81 en montre des exemplaires dont les cils sont colorés à la solution Lœffler. Ceux situés au nord du champ sont mutilés. Ceux à l'ouest, par contre, portent encore le bouquet de flagellum.

Il sporule en son milieu. C'est à Cohnn que l'on doit la première observation de cette propriété. C'est un aérobie vrai. Il croît à la température de chambre et aussi d'étuve.

Sur plaque de gélatine, il se développe en petits points blancs, qui liquéfient rapidement le milieu. En gélatine piquée, il forme à la surface du terrain liquéfié une pellicule épaisse alors que la masse générale se précipite au fond en dépôt floconneux.

Sur gelose, il forme une couche épaisse blanche qui se plisse peu après. Sur pomme de terre, il développe une couche jaunâtre crémeuse en peu de jours. Il n'a aucune action pathogénique.

II

Bacilles megaterium de de Bary.

(Fig. 82.)

Ce bacille a été découvert par hasard par de Bary sur des feuilles de choux cuites.

Comme la figure 82 le montre c'est un bâtonnet grand et lourd dont les pôles sont arrondis. Dans les préparations non colorées, ces cellules sont légèrement granulées ; il se forme souvent en groupes de trois à six individus. La motilité propre est faible. Dans notre préparation, les bacilles sont à l'état sporulé, les spores sont dans le voisinage immédiat d'un des pôles et présentent des rotondités claires, vu que nous n'avons point employé le colorant spécifique et que les autres ne les attaquent point. De Bary a spécialement étudié la sporification de ce bacille.

Il est rigoureusement aérobie et prolifère très bien aux températures basses et de l'étuve. Sur gélatine, il forme des colonies régulières et blanches qui liquéfient le terrain. En gélatine ponctionnée, il se développe incolore et liquéfiant. Sur agar et pomme de terre, il forme une couche d'un brun jaune. Dans le bouillon, il produit une coloration générale suivie, au bout de quelque temps, d'un précipité nuageux petit et grisâtre.

III

Le bacillus mycoïdes.

(Fig. 83.)

On trouve cette espèce à la surface du sol, dans l'eau de rivière. Il forme de longs filaments à peine arrondis aux extrémités. Ces filaments tendent à former de longues ramifications. Ils n'ont qu'une faible motilité propre et leur sporulation est endogène.

Sur plaque de gélatine, leur croissance est très caractéristique. Ils s'étendent en colonies très ramifiées. La gélatine est lentement liquéfiée.

Sur gelose en strie, il forme des filaments fins et tissés qui se modifient en couche épaisse et plissée.

Sur pomme de terre, on obtient une couche jaunâtre épaisse. Dans le bouillon, il se produit de longs fils qui se déposent au fond du vase.

IV

Le bacille de la pomme de terre. Bacillus mesentericus vulgatus.

(Fig. 84.)

C'est, comme le nom l'indique, sur la pomme de terre qu'on le trouve le plus fréquemment. Partant de la périphérie, il la couvre graduellement d'un masque visqueux et jaunâtre.

La figure 84 présente des bâtonnets petits aux pôles arrondis et que l'on trouve isolés et groupés. Il est d'une motilité aisée. Il est muni d'un bouquet de cils (fig. 85) aux extrémités et aux côtés. Il est de sporulation endogène. Les spores sont ovales.

Sur gélatine, il forme de petites colonies d'un blanc jaunâtre qui se liquéfient rapidement.

Sur gélose, on obtient des pellicules grises et épaisses.

Il se colore facilement à l'eau anilinée.

V

Bacille proteus vulgaris.

(Fig. 86.)

Hanser a trouvé, en 1885, dans des substances organiques putréfiées, trois espèces de bactéries qu'il a décrites sous le nom de « genre proteus ». Le proteus vulgaris est le plus connu.

C'est un bâtonnet souvent isolé, petit et légèrement arrondi aux pôles. Il est muni de cils vibratils nombreux le rendant très mobile. Il ne peut pas sporifier.

Sur gélatine, il forme des colonies pigmentées brunes, liquoreuses, qui se développent en bouquets et revêtent les formes les plus bizarres. Très souvent, ces colonies émettent des prolongements tortillés que l'on appelle des îles flottantes.

Sur gélatine piquée, il se produit rapidement une peptonisation accentuée du terrain. Dans la gélatine liquéfiée, il s'établit un flocon qui se précipite en couche opaque. Sur gelose, il se produit une couche mince et sur pomme de terre des taches muqueuses.

Sur les substances organiques, ils forment des toxines pathogènes pour les animaux. Sur substratum soufré, ils produisent de l'hydrogène sulfuré et du mercaptan.

Les autres formes proteus se distinguent du vulgaris par la croissance sur gélatine. Le proteus mirabilis liquéfie la gélatine lentement et le proteus Zenken pas du tout.

VI

Bacille fluorescens liquefaciens, Bacille fluorescens non liquefaciens et Bacillus erythrosporus.

(Fig. 87.)

On trouve dans l'eau plusieurs variétés bacillaires qui, sur gélatine, sont à même de produire un beau colorant fluorescent.

Le *liquefaciens*, qui se trouve plutôt dans l'eau trouble et stagnante mais aussi dans l'eau courante, est un bâtonnet court (fig. 87) aux extrémités légèrement arrondies. Il forme parfois de longues chaînes mais il se groupe de préférence par deux ou trois cellules. La motilité est faible.

Sur gélatine, la croissance est rapide et liquéfie le terrain. Les couches non peptonisées montrent une matière pigmentaire d'un très joli vert fluorescent.

Le *fluorescens non liquefaciens* est légèrement plus grand. Il n'a pas de motilité propre. Sur gélatine, il produit une pellicule mince et grise. La gélatine non liquéfiée a une nuance profonde d'un beau vert clair.

L'*erythrosporus* est un bâtonnet assez long et épais, aux spores endogènes, d'un rouge brillant caractéristique ; sa motilité est assez accentuée.

Sur gélatine qu'il ne liquéfie pas, il produit une couche grise et opaque. Là aussi la matière colorante verte se précipite.

VII

Le bacille phosphorescent.

(Fig. 88.)

B. Fischer l'a trouvé dans l'eau de mer à l'île Sainte-Croix.

Il forme des bâtonnets courts, arrondis aux pôles et qui s'allongent facilement en filaments plus ou moins longs (fig. 88). Leur motilité est vive et ils ne se sporifient pas.

Sur gélatine, ils liquéfient leur milieu, et sur gelose et pomme de terre, ils croisent assez rapidement à haute température.

Dans l'obscurité ils émettent une lueur mate, d'un bleu électrique. Une addition de chlorure de magnésium à la culture augmente leur pouvoir éclairant; suivant Gunther, on obtient la plus belle lueur en les cultivant sur de la viande de poisson cuite.

VIII

Bacille violacé.

(Fig. 89.)

Cette variété est commune dans l'eau de rivière. C'est un bâtonnet assez long que l'on rencontre souvent en groupes. Sa motilité est grande et ses spores sont endogènes.

Sur plaques de gélatine, il se forme des colonies blanches liquéfiant le terrain et produisant des globules hyalins. Au bout de quelques jours, il se dépose autour de la colonie un colorant d'un beau bleu violacé qui envahit parfois toute la plaque.

Sur gelose et pomme de terre, le bacille sécrète rapidement un pigment bleu foncé qui a le brillant du vernis.

IX

Bacille indicus ruber.

(Fig. 90.)

Koch l'a trouvé aux Indes dans le contenu stomacal d'un singe. C'est un bacille court, menu, aux pôles arrondis et se trouve isolé ou par couples.

Il n'est que d'une motilité faible et ne sporule pas. Sur gélatine qu'il liquéfie, il croît rapidement et sécrète à la surface une matière colorante d'un rouge brique. Sur gelose, il se produit une couche d'un rouge clair. Sur pomme de terre, il sécrète un colorant rouge brique et prolifère abondamment. Le rouge vire au pourpre sous l'action de l'ammoniaque. L'acide acétique, suivant James Eisenberg, lui rend sa nuance primitive; à l'abri de l'oxygène, il croît incolore.

X

Bacillus uræ Leube.

(Fig. 91.)

Leube a isolé de l'urine ammoniacale un bacille court, épais, aux pôles arrondis et que l'on trouve isolé ou en bandes. Il n'a qu'une motilité faible et n'accuse pas de sporulation. Sur plaque de gélatine, il produit des colonies claires aux contours dentelés qui ne liquéfient pas le milieu.

Sur gélatine piquée, il accuse une couleur jaune gris le long de la piqûre sans peptoniser son terrain.

Sur gelose, il forme une couverture mince d'un gris blanc humide et opalescent.

Il se décolore à la méthode Gram.

XI

Bacille acétique.

(Fig. 92.)

Il a la propriété d'oxyder l'alcool et de l'invertir en acide acétique. Pasteur l'a observé le premier.

C'est un bâtonnet court épais aux pôles arrondis, et que l'on trouve généralement par couples.

Il ne liquéfie pas la gélatine et produit une couche épaisse et plissée. Il ne prolifère pas sur gelose ni sur pomme de terre; il produit une végétation luxuriante sur l'alcool à 80° et forme une couche crémeuse et épaisse occupant toute la surface.

XII

Bacille butyrique Prazmowsky et bacille butyrique de Hueppe.

(Fig. 93.)

Ce bacille est assez répandu dans la nature et se tient de préférence dans l'eau putride de plantes.

C'est un bâtonnet assez long et épais, arrondi légèrement aux pôles et qui possède une motilité propre. Il forme des spores médianes. La cellule se renfle et acquiert la forme du fuseau ou clostridium. Il est exclusivement anaérobie.

Dans le vieux lait contenant déjà de l'acide lactique, il forme de l'acide butyrique, de l'hydrogène et de l'acide carbonique simultanément. Il peut arriver à dissoudre à nouveau la caséine coagulée. La température de prédilection est de 40°.

A la solution iodée il se colore en bleu, ce qui fait supposer que le protoplasme contient de la granulose. Aussi, lui a-t-on donné le nom de bacille amylo-bacter.

Le bacille butyrique de Hueppe a été isolé par ce savant du lait normal et décrit par lui comme le bacille de la fermentation butyrique. Il forme des bâtonnets grands et grêles possédant une motilité propre, sporulant par renflement médian et végétant aérobie. Sur plaque de gélatine, il produit des colonies d'un blanc jaunâtre finement dentelées, qui liquéfient rapidement la gélatine. Sur gelose, il forme une couche jaune qui vire plus tard au brun grisâtre.

Sur pomme de terre il croît en formant une peau grise et plissée; à la température d'étuve il décompose le lait stérilisé en dédoublant la caséine qui se précipite en grumeaux au fond du vase. Plus tard, sous l'action continue du bacille, elle est encore invertie en d'autres produits et se dissout.

Cette nouvelle réduction dégage de la peptone et de l'ammoniaque.

XIII

Bacille de Zopf.

(Fig. 94.)

Le bacille de Zopf a été découvert par Flügge et Kurt dans l'intestin des poules. Il forme des bâtonnets moyens et grêles aux pôles nettement sectionnés. Les cellules se rangent souvent en chaînes. Les cellules isolées sont rares. Elles ont des mouvements propres et sporulant par renflement médian.

Sur plaque de gélatine, ce bacille se développe en filament et ne liquéfie pas son terrain. En gélatine piquée, il croît en forme de fils blancs croisés et dans une disposition radiaire (Schenk). La température préférée est entre 20 à 30°.

XIV

Bacille pyogène fétide.

(Fig. 95.)

Il a été découvert par Passet dans du pus. C'est un bâtonnet court épais aux pôles arrondis. Il se développe énergiquement sur gélatine en la liquéfiant. Sur gelose et pomme de terre, sa croissance est médiocre. Il provoque dans le bouillon un grand trouble. Sur terrain solide, il dégage des gaz méphitiques et ne possède aucune propriété pathogène.

XV

Bacille de l'acide lactique.

(Fig. 96.)

Il a été isolé pour la première fois par Hueppe du lait aigre. Il a la propriété de réduire le sucre du lait en acide lactique. Le lait est par cela même porté à la coagulation.

Les bâtonnets courts, épais, presque semblables à des coccus, se présentent toujours par couples ou en groupes massés; ils n'ont pas de motilité propre. Sur plaque de gélatine, ils croissent par colonies opalescentes sans liquéfier le milieu. Sur gelose, ils forment une couche opaque et blanche et sur pomme de terre une peau muqueuse d'un jaune brun. Ils ne prolifèrent pas au-dessous de 10°. Ils se colorent à la méthode Gram.

XVI

Bacille synxanthus.

(Fig. 97.)

Par sa croissance dans le lait, il lui communique une coloration jaune. C'est un bâtonnet long, aux pôles légèrement arrondis, doué d'une motilité vivace et sporulant à ses extrémités. Sur gélatine, il forme une peau mince et jaune, il liquéfie lentement son terrain.

XVII

Bacille cyanogène.

(Fig. 98.)

Ce bacille isolé en premier par Hueppe et Neelson communique une couleur bleue au lait pendant la saison chaude.

C'est un bâtonnet petit, mince, aux pôles arrondis, possédant une motilité aisée due à de nombreux cils partant des pôles et des côtés ; il est aérobie.

En gélatine piquée, il croît en forme de clou dont la tête est blanche pour virer plus tard au bleu grisâtre. Autour de la figure, la gélatine se colore en un beau bleu, à condition que le milieu ne soit pas alcalin. La coloration est la plus belle si la gélatine est légèrement acidulée. Il ne liquéfie pas son terrain. Sur gelose et pomme de terre, la pellicule est d'un blanc grisâtre ; le contour se bleuira en cas d'acidité. Il bleuit le lait naturel, qui se couvre généralement peu après d'une peau d'un brun sale. L'acidité nécessaire à la production de la nuance bleue est fournie par les bactéries de l'acide lactique.

XVIII

Leptotrix maximus buccalis.

(Fig. 99.)

On trouve des cellules presque toujours dans les mucosités de la bouche formant de long et épais filaments. La figure 99 les représente sur terrain naturel. Les solutions d'iodure de potassium iodé les colore en jaune.

XIX

Leptotrix gigantea de Miller.

(Fig. 100.)

Dans le tartre dentaire d'un chien souffrant de pyorrhée alvéolaire Miller a trouvé une grande bactérie ressortissant de l'espèce leptotrix, à qui il a donné le nom de leptotrix gigantea.

On le trouve sous forme de longs filaments ou bouquets. La figure 100 représente une préparation originaire de mucosités de dents de chien. Les grandes cellules plus ou moins nettement sectionnées à leurs pôles sont disposées en longs filaments.

Il appartient aux bactéries polymorphes et peut former des coccus, des bâtonnets et des fils. La culture artificielle n'en a pas encore été possible.

XX

Spirillum undula.

(Fig. 101.)

Dans l'eau stagnante ou de macération de végétaux, on retrouve ce spirille d'une mobilité aisée. Ceux représentés sur nos figures sont colorés au procédé de Lœffler et montrent de très beaux fociles ; leur forme est en S ou semi-circulaire. Les cils vibratiles varient généralement de 1 à 6.

XXI

Spirillum plicatilis.

(Fig. 102.)

Koch a trouvé le premier dans un ruisseau de Wolstein, un spirille présentant des formes tuyautées et de nature extrêmement mobile. La préparation de notre figure représente des cellules photographiées incolores à condenseur ouvert et tirées directement de l'eau.

XXII

Spirillum rubrum.

(Fig. 103, 104.)

Dans un cadavre putréfié de souris, Esmarch trouva un grand spirille, qu'il put cultiver, et à qui il donna le nom précité à cause de ses pigments.

Ce spirille se présente de préférence en tire-bouchon d'une longueur considérable. On en trouve décrivant jusqu'à trente tours; il possède une motilité vive et est pourvu de longs fociles ondulés.

Sur plaque gélatine, il forme des colonies d'un rouge vineux et ne la liquéfie pas. En gélatine piquée, il se développe le long de la piqûre sous forme de nodosités sphériques. Sur gelose, il produit une culture pâle grisâtre qui se teinte plus tard d'un teint rose. Sur pomme de terre, le développement se fait lentement.

XXIII

Spirillum serpens.

(Fig. 105.)

Parmi les grands spirilles de l'eau stagnante et des liquides putréfiés, on trouve le spirillum serpens. Les grandes cellules rangées bout à bout ne sont que peu ou pas ondulées, et portent à leurs extrémités de longs cils ou panaches vibratiles. Il n'a pas pu être cultivé artificiellement.

XXIV

Micrococcus prodigiosus.

(Fig. 106.)

Il se trouve dans le pain humide, les pommes de terre et dans les matières amylacées; on le rencontre aussi dans le lait. Ces cultures produisent un colorant rouge; d'où la légende des hosties et du pain sanguinolent.

Ce microorganisme représente la transition entre les bacilles et les coccus. Il se présente le plus souvent isolé et de forme ovale. Mais on le rencontre aussi en bâtonnets courts et épais; il forme des spores endogènes et manque de toute motilité.

Sur plaque de gélatine, ses cultures sont granulées, pigmentées de rouge au milieu; il liquéfie lentement son terrain. En piqûre, la colonie s'établit rapidement et liquéfie le milieu très vite. Le colorant rouge se dégage à la surface. La gelose est aussi un excellent terrain;

au bout de quelques jours la culture est épaisse et rouge. Autant à dire de la pomme de terre. La température de prédilection est celle de la chambre, la chaleur de l'étuve ne permet qu'une croissance lente, sans pigmentation. La sécrétion de couleur dégage presque toujours une odeur de triméthylamine. L'addition d'une solution légère ammoniacale brunit le colorant, qui retrouve sa teinte rose en présence de l'acide acétique dilué.

XXV

Micrococcus agilis.

(Fig. 109.)

Il a été isolé de l'eau par Ali Cohen ; il appartient aux coccidés peu connus doués de motilité propre.

Ce coccus sphérique se présente le plus souvent comme un diplococcus : mais il n'est pas rare de le trouver par masses. Sa motilité est due à ses longs cils partant de ses extrémités.

Sur gélatine, qu'il liquéfie lentement, il prolifère en émettant un colorant d'un beau rouge comme sur gelose et sur pomme de terre. La température de chambre lui est le plus favorable. A l'étuve il ne prolifère pas.

XXVI

Sarcina Auriantiaca.

(Fig. 108.)

Cette espèce est très commune dans l'air ; il en est qui sécrètent un colorant jaune ou orange. La sarcina aurantiaca appartient à cette variété.

Ce sont des coccus moyens différant des autres bactéries en ce qu'elles se divisent en trois dimensions et forment des groupes de cubes. Le nord du champ en présente très distinctement. Le groupe sud étant trop coloré ne permet pas de distinguer les cellules.

Ce coccus liquéfie faiblement la gélatine. Les colonies sont à contours nets et de structure granuleuse et développent un pigment jaune d'or. Sur gelose et pomme de terre, la pellicule est de même nuance. L'oxygène lui est indispensable. Il ne se colore pas à la méthode Gram.

MICROBES DE LA MOISISSURE

BACTÉRIES PLÉOMORPHES

ET

SPOROZOAIRES

MICROBES PLÉOMORPHES

I

Achorion de Schoenlein.

(Fig. 109 et 110.)

Dans les écailles de la peau, que l'on trouve chez les individus malades du favus, Schoenlein a trouvé un champignon qu'il a appelé achorion. Grawitz et Kuincke ont réussi plus tard à le cultiver.

L'achorion de Schöenlein se développe en fils longs et ramifiés ou thyphes, que l'on appelle mycéliums. Sur ces flocons s'élèvent des spores ovales.

La figure 109 en donne une préparation sur gelose. Les spores très visibles sont d'une longueur variable; leur épaisseur varie suivant leur emplacement sur le mycélium. La figure 110 donne une coupe prise dans le cuir chevelu. Le tissu est fortement imprégné de mycéliums, parfois parallèles aux cellules de la cornée et parfois perpendiculaires. Sur gélatine ce champignon forme une couche épaisse et blanche; le milieu est liquéfié lentement.

II

Oidium albicans.

(Fig. 111.)

Le cryptogame du muguet des muqueuses a été découvert par Robin et appelé oidium albicans. D'après les recherches de Grawitz et de

Plant, il n'appartient pas aux oïdiacés mais aux monilia candida de la famille des zonulacés. Ce champignon montre généralement des cellules grandes, ovales, semblables à de la levure, isolées ou en masses ; mais suivant les circonstances, il prolifère dans l'organisme en culture pure sous forme de mycéliums et de filaments, concurremment avec les cellules ovales. Il est exclusivement aérobie et préfère la température d'étuve. Sur plaque de gélatine, il développe des colonies d'un blanc de neige qui ne liquéfie pas le milieu. A la surface des cultures en piqûres, il se présente sous forme levurienne. Dans le fond du vase il forme du mycélium filamenteux.

D'après les expériences de Klemperer, les lapins injectés de cultures pures dans la circulation succombent en peu de temps à la maladie infectieuse.

III

L'actinomycus.

(Fig. 112, 113.)

L'actinomycus a été découvert, en 1845, par Langenbeck et décrit en 1878, par James Israël.

On le trouve le plus souvent dans la mâchoire du bœuf, où il provoque une forte tumeur, suppurant au dedans et au dehors. Dans la coupe on trouve des foyers purulents contenant des grains jaunes gros comme du chènevis. Au microscope, ce corpuscule apparaît comme des filandres, dérivant des nodosités, et dont les prolongements se terminent en un renflement en forme de massue. Il présente un aspect glandulaire sur lequel nous reviendrons plus loin.

Chez l'homme l'actinomycose se présente le plus souvent dans la mâchoire ; mais on a aussi remarqué l'invasion de ce champignon par les voies respiratoires et le tractus intestinal où il provoque des affections pulmonaires, néphrétiques, hépatiques, cardiaques, cérébrales et intestinales, qui fréquemment entraînent la mort.

On ne sait rien de précis encore sur l'étiologie de l'actinomycose. On suppose que chez les bovidés le champignon passe du grain sur les gencives, car on a trouvé chez des animaux infectés des grains enfoncés dans les gencives. Il s'était formé de nombreuses glandes autour de ces grains.

L'actinomycus est un champignon à fibres ramifiées. C'est un micro-organisme pléomorphe, car ses filaments se divisent en cellules courtes, qui peuvent se transformer avec le temps en bâtonnets courts et courbés.

La figure 112 représente une préparation de mycélium, produit de culture pure, les filaments n'accusent pas les séparations; on n'y voit pas non plus la forme bâtonnée. Les cultures sur gelose par contre présentent presque exclusivement des bâtonnets courbés. La figure 113 représente une glande de tumeur maxillaire d'un bovidé; les fils à disposition radiaire partent en forme de massues et peuvent se comparer à des doigts; leur longueur est variable.

La culture artificielle a réussi, en premier, à James Israël et à M. Wolff.

Ce champignon prolifère sur gélatine, gelose et dans les œufs frais à l'abri de l'oxygène.

Inoculé dans la cavité intestinale du lapin et du cobaye, il provoque l'actinomycose typique avec formation de glandes. Il se colore bien à la méthode Gram.

IV

Penicillium glaucum.

(Fig. 114.)

C'est un champignon de moisissure des plus répandus; il forme des gazons verts et épais sur le pain humide, et les murailles moisies. Son mycélium se compose de filaments horizontaux dont les fruits poussent verticalement et se divisent en fourches à leurs extrémités. Les sterigmes partent des branches terminales et forment des pinceaux portant à leurs pointes les fruits nommés conidies.

Ce sont les conidies qui donnent la couleur verte à la moisissure.

Sur plaques gélatineuses, les colonies blanches liquéfient le terrain et forment des filaments ramifiés partant d'un point et se développant. Dès que la sporification se produit, la végétation devient d'un vert clair en partant du milieu. Sur gelose et pomme de terre, le penicillium se développe très bien. Son optimum de croissance est entre 22 et 25°. Il n'est pas pathogène. Et comme tous les autres champignons, il n'adopte que très difficilement les anilines.

V

Aspergilus fumigatus.

(Fig. 115.)

Les aspergilinés forment des thyphes fructifères, dont les extrémités présentent des massues. Sur celles-ci, il existe des stérigmes courts très tenus disposés en cercles et serrés, portant les spores à leurs extrémités. La figure 115 en présente dont les extrémités sont déjà privées de presque toutes leurs spores. Même les stérigmes sont déformées pendant que d'autres exemplaires ont conservé leur forme caractéristique.

On rencontre ce champignon le plus fréquemment sur du vieux pain, du lait caillé, du fromage, et autres terrains; il forme une végétation grise et veloutée. Il liquéfie la gélatine et produit une couche grisâtre. La température d'étuve lui est le plus propice.

Une inoculation d'aspergilus cultivé dans du bouillon et opérée dans la veine auriculaire du lapin le tue en peu de jours. Les spores fructifient dans les organes, y exercent des troubles fonctionnels et entraînent la mort. On a souvent observé chez l'homme des mycoses de cette origine.

VI

Mucor corymbifère.

(Fig. 116.)

Ce champignon se trouve avec le mucor nucédo dans le fumier de cheval et dans d'autres excréments d'animaux, il forme une végétation luxuriante d'un blanc de neige. Les conidies sortent du mycélium non divisées, leurs extrémités s'enflent en forme de massues et forment la columelle qui est entourée d'une grande enveloppe sphérique appelée le sporangium où se développent les spores pour en sortir à maturité en fendant leur enveloppe.

Dans notre préparation, la tête est tellement colorée que les détails sont invisibles; à côté des thyphes, nous remarquons un grand nombre de spores rondes ayant déjà abandonné la columelle.

Le mucor corymbifère se développe à la température de chambre et d'étuve. Il est pathogène pour les lapins.

VII

Oidium lactis.

(Fig. 117.)

On trouve souvent l'oïdium lactis dans le lait et le beurre aigris, et que Grawitz a décrit le premier.

Les oïdiacés représentent la transition entre les moisissures et les cryptogames. Les filaments fructifères sont peu développés ou manquent tout à fait; les conidies, de forme cylindrique, se détachent directement du mycélium.

Sur plaque de gélatine, les colonies apparaissent d'abord sous forme étoilée, mais plus tard se développent en une végétation épaisse et blanche. Elles ne liquéfient pas la gélatine. Sur gelose, il se développe, à la température de chambre ou d'étuve, une végétation luxuriante.

VIII

La levure rose.

(Fig. 118.)

La levure rose se trouve presque toujours dans l'air et germe sur le lait, le fromage et la gélatine. Elle représente des cellules ovales qui se développent par sporulation, et se rencontrent souvent par masses. La figure 118 nous représente une culture pure. La plupart du temps, les cellules ovales, faiblement pointues, sont en groupes. Le champ en présente quelques-unes en voie de sporulation. Sur plaques de gélatine, elles forment des colonies rondes et rosées; le terrain n'est pas liquéfié. Sur gelose, il se forme une couche muqueuse et rose.

La température de chambre lui est la plus propice.

IX

La levure de bière.

(Fig. 119.)

La levure de bière est le cryptogame le plus répandu; elle invertit le sucre de canne et de raisin. Après la fermentation, la surface du liquide est couverte d'une végétation où les sporulations sont moins distinctes et les cellules s'allongent.

Les cellules de la levure de bière sont des formes assez grosses, sans noyaux et ovales, dont le protoplasma très visible est traversé par de grandes ou de petites cellules. Dans l'autre préparation, on remarque le processus de sporulation sur certaines cellules. Il se forme des granulations extérieures qui, ayant atteint un certain volume, se détachent de la cellule mère. Mais ces cellules peuvent former plusieurs générations inséparables. Sur terrain défavorable la levure de bière peut former des cellules plus résistantes qu'elle-même et appelées axospores qui survivent à la destruction des cellules mères, pour reformer une nouvelle végétation, le terrain devenant meilleur. Sur gélatine, le saccharomyce cereviesiæ forme un couche épaisse, presque incolore, qui ne liquéfie pas le terrain.

La levure de bière se divise en haute et basse. La première est d'une fermentation tumultueuse entre 14 et 18° où elle développe de l'alcool et de l'acide carbonique. La levure basse fonctionne entre 4 et 11° d'une façon plus lente.

X

Cladothrix dichotoma.

(Fig. 120 et 121.)

Le cladothrix appartient à un groupe d'algues appelées bactéries pleomorphes et que l'on trouve dans l'eau de rivière et dans les puits. C'est un long filament qui est apparemment ramifié, mais, en réalité, ce sont des juxtapositions de fils. Ils se développent par allongement unilatéral. Indépendamment de cette croissance on trouve des fils qui apparaissent divisés en coccus, bâtonnets et en spirochaètes. Dans la figure 121 on voit des ramifications. Un petit morceau situé au nord est divisé en spirochaètes; la plupart des autres ne présentent pas une ramification.

C'est Zopf qui a édudié le plus soigneusement les cladothrix. Sur gélatine, ils prolifèrent très lentement sans liquéfier le terrain. Sur gelose, la couche est mince et d'un brun jaunâtre.

XI

Crenothrix Kuhniana.

(Fig. 122.)

Ces bactéries appartiennent à la série pléomorphe, se rencontrent dans les eaux ferrugineuses et elles obstruent fréquemment les conduites d'eau par leur végétation. On les rencontre sous forme de filaments longs et épais, mais la forme des coccus et des bâtonnets n'est pas rare. Chaque filament est entouré d'un fourreau. La prolifération se produit par segmentation terminale. La figure 122 donne une préparation incolore. Les filaments ont une surface sinueuse. Dans l'intérieur des cellules on trouve de l'oxyde de fer.

La culture artificielle du crenothrix n'a pas encore réussi.

XII

Beggiatoa.

(Fig. 123.)

La beggiatoa se trouve souvent dans l'eau stagnante, et appartient à la série pléomorphe. En général sa forme est filamenteuse ; les fils sont divisés en filandres renfermées dans une gaine mince. Ils peuvent former aussi des coccus et des spirilles mobiles. La prolifération s'établit par sporulation.

La figure 123 présente une préparation de filaments réunis par une extrémité. Dans ces filaments qui représentent des spores, on remarque des parties claires, ce sont des granules de soufre que l'on trouve régulièrement dans ses cellules, qui, placées dans un milieu sulfureux, dégagent de l'hydrogène sulfuré.

XIII

Plasmodium malariæ.

(Fig. 124, 125 et 126.)

Dans le sang des cadavres palustres et des malades, Hesch, et plus tard, Planer avaient découvert déjà, en 1850, des corpuscules pigmenteux et hyalins.

Laverand a reconnu ces corpuscules dans le sang des paludéens comme parasites animaux.

On les classe depuis Metschnikoff et Laverand parmi les sporozoaires, c'est-à-dire les coccydies. Ce sont des cellules de forme circulaire ou sphérique, d'une motilité amiboïde qui se perd dans les stades consécutifs de ce corps. On trouve généralement ces parasites isolés dans les hématies ; mais on les trouve aussi en couples, ils se développent par segmentation et sporulation. Il est entouré d'une capsule (cuticula) qui renferme un corps plasmatique. Dans ce corps se trouve, en dehors d'un noyau, le pigment sous forme de grains de mélanine et de cavités rondes qui ne sont pas contractiles. Les grandes cellules adultes forment par leurs membranes de minces flagellas pouvant être assez longs et présentant souvent des renflements en petits boutons.

C'est par les travaux de Richard Farchiafava, Celli et Golgi, que l'on a connu la biologie du corps palustre. Suivant ces chercheurs, la spore devenue libre qui circule dans le plasma sanguin s'attache à une hématie et y germe en parasite doué de motilité amiboïde. A ce moment, il se forme dans les plasmodies une formation de sécrétions de l'hémoglobine parmi lesquelles la mélanine. C'est à cette formation qu'est due la mélanémie des paludéens. Le parasite est arrivé au terme de son développement et procède à la sporulation. Suivant Golgi, il faut distinguer trois catégories de plasmodie palustre : celle de la fièvre quotidienne, tertiaire et quaternaire. Cette dernière remplit le globule rouge resté intact et accomplit son cycle évolutif en trois jours. Dans la forme tertiaire, le parasite ne le remplit pas complètement à cause de l'atrophie. Le cycle évolutif dure deux jours. La fièvre quotidienne peut être produite par le parasite spécifique pigmenté ou non. Marchiafava et Celli ont fait les études les plus approfondies sur ce sujet.

Les deux parasites quotidiens ne se distinguent que par la présence ou l'absence de pigment. Ils provoquent des fièvres persistantes et graves, des phénomènes pernicieux et de l'anémie accentuée.

Ces corps se caractérisent par la propriété de se former en croissants. Ceux-ci se reproduisent par segmentation transversale. Ils ne possèdent pas de mouvement propre et ne paraissent pas sporuler. Ils contiennent des granulations pigmentaires dispersées dans leur protoplasma.

La figure 124 présente la coupe d'une capillaire du cerveau d'un cadavre palustre. On retrouve de forts dépôts de mélanine visibles dans le vaisseau. La figure 12 montre à l'équateur un parasite logé dans une hématie et formant une rosace. On la trouve très souvent dans la sporulation du parasite tertiaire où elle se trouve dans la disposition des corps sporulés. La figure 126 montre dans les hématies des corps fortement pigmentés appartenant à la forme quotidienne. On n'a pu encore, même sur l'hémoglobine, cultiver le plasmodium de la maladie. L'inoculation sous-cutanée ou intra-veineuse du sang palustre a produit chez l'homme la maladie entre six et quatorze jours.

On n'a pu retrouver ces corps en dehors de l'organisme animal. Ils sont certainement en suspension dans l'air par où ils pénètrent dans le corps.

PLANCHES

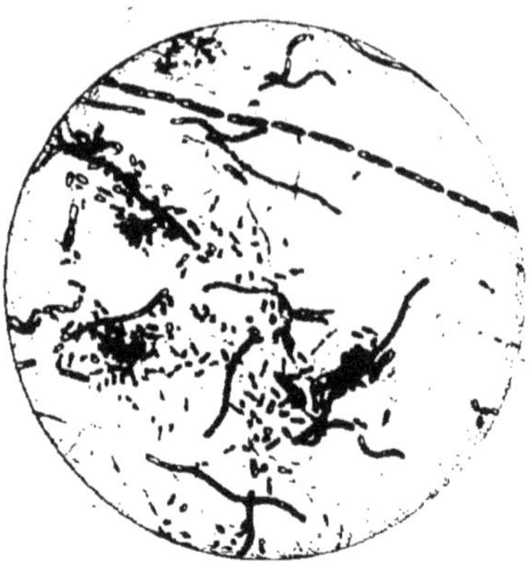

1. — Différentes Bactéries de l'eau pourrie, colorées à la fuchsine. — 1000 : 1.

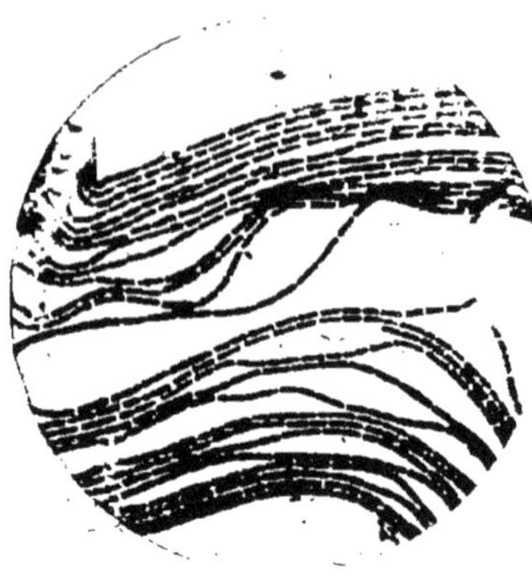

2. — Bactéries fécales. Culture sur gélatine. Fuchsine. — 1000 : 1.

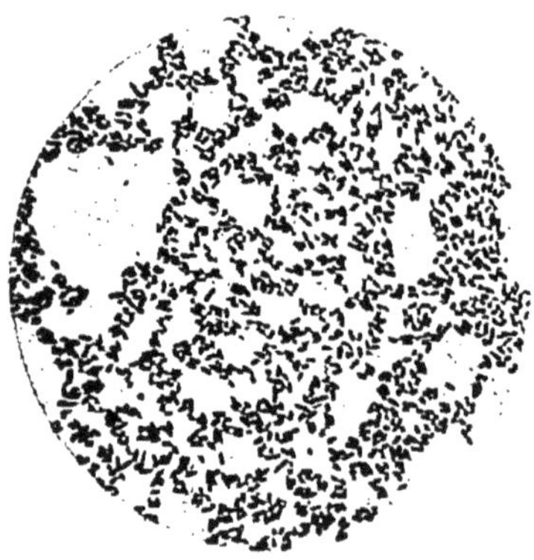

3. — Bactéries courtes de l'eau. Culture sur gélatine. Fuchsine. — 1000 : 1.

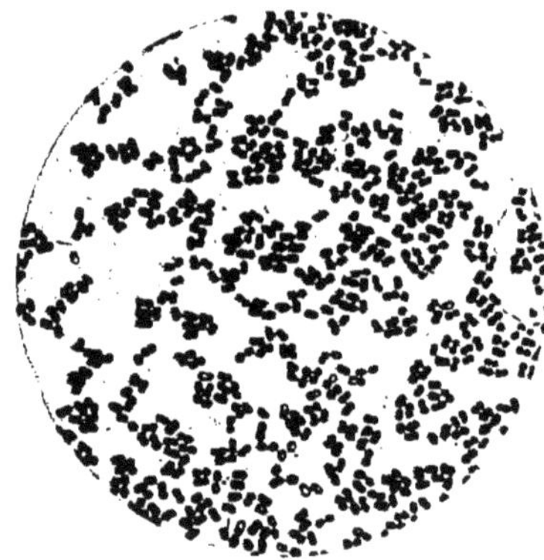

4. — Gros Microcoques des matières fécales. Culture sur gélatine. — Fuchsine. — 1000 : 1.

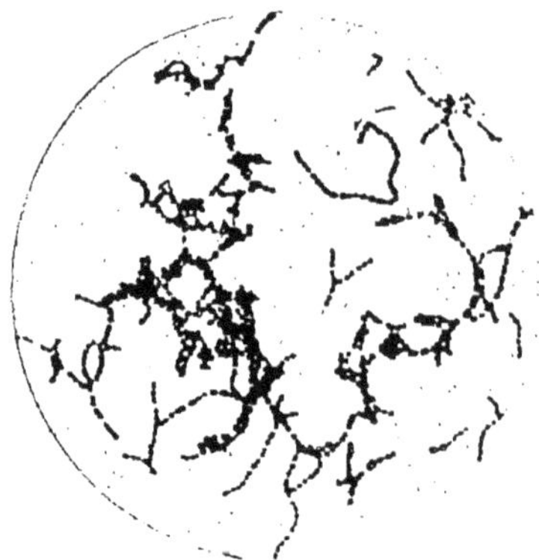

5. — Streptocoques (Erisypèle). Culture sur gélatine. Fuchsine. — 1000 : 1.

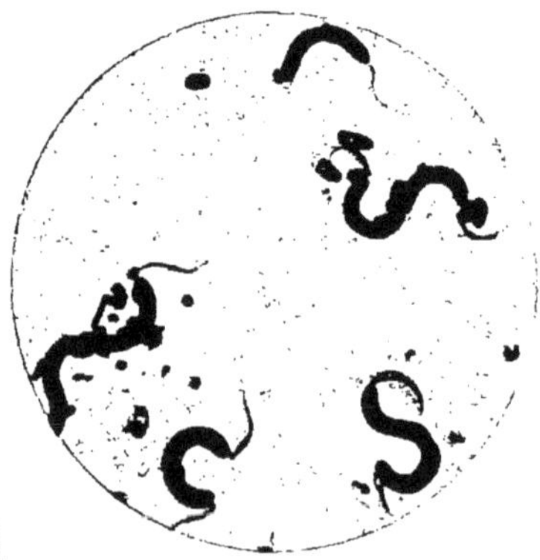

6. — Spirilles avec flagella (Undula) de l'eau pourrie. Coloration de Lœffler. — 1000 : 1.

7. — Spirilles avec flagella et spores d'eau pourrie. Coloration de Lœffler. — 1000 : 1.

8. — Bactéries avec cils (Arachnoïdes) — Coloration de Lœffler. — 1000 : 1.

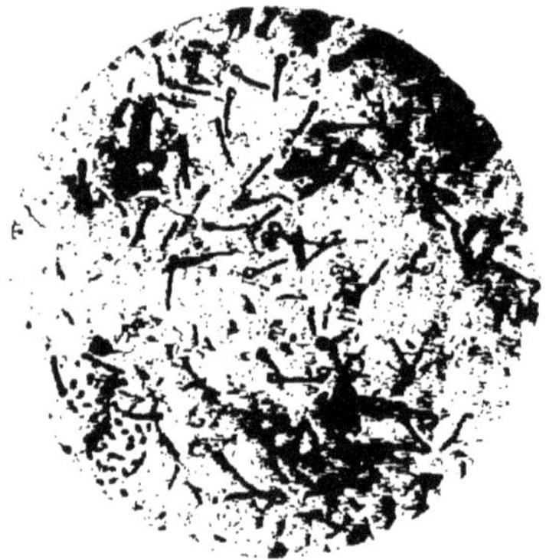

9. — Bactéries à spores visibles (bactéries à tête ronde) prises sur melon pourri. — Fuchsine. — 1000 : 1.

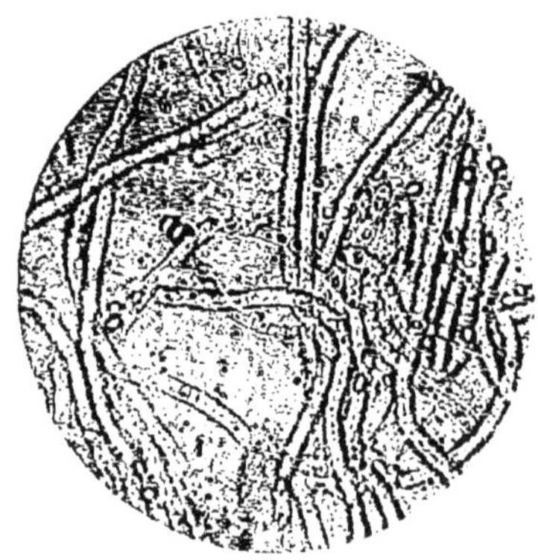

10. — Bactéries avec spores non colorées (charbon) prises dans l'eau. — 1000 : 1.

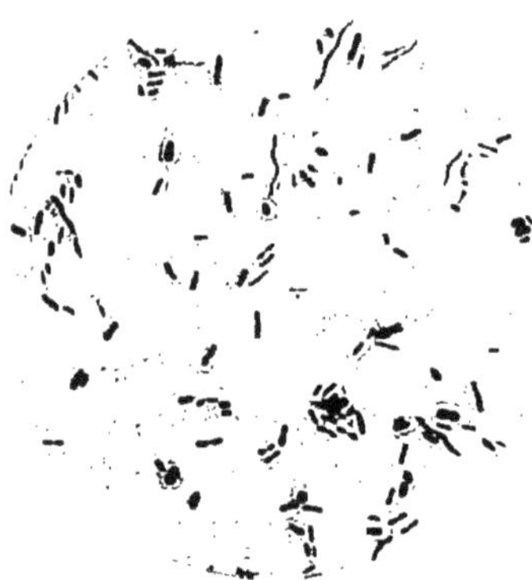

11. — Bactéries encapsulées de sang pourri. Violet de gentiane. — 1000 : 1.

12. — Tetracoques à capsule (Tetragènes) pris dans la sérosité péritonéale. — Violet de gentiane. — 1000 : 1.

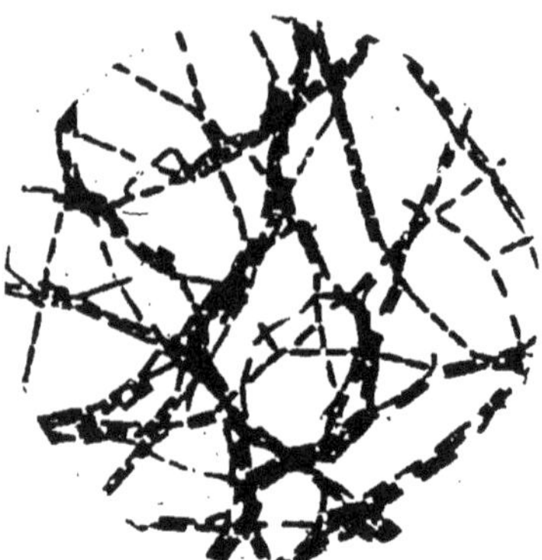

13. — Fils de charbon cultivés sur gélatine. Bleu de méthylène. — 1000 : 1.

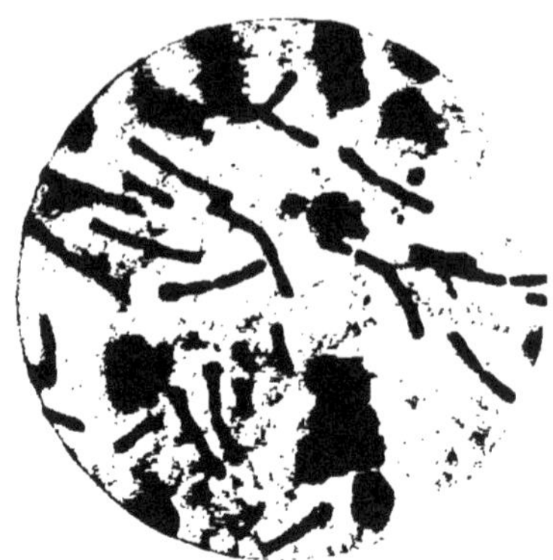

14. — Bacilles du charbon. Sang de souris. Bleu de méthylène. — 1000 : 1.

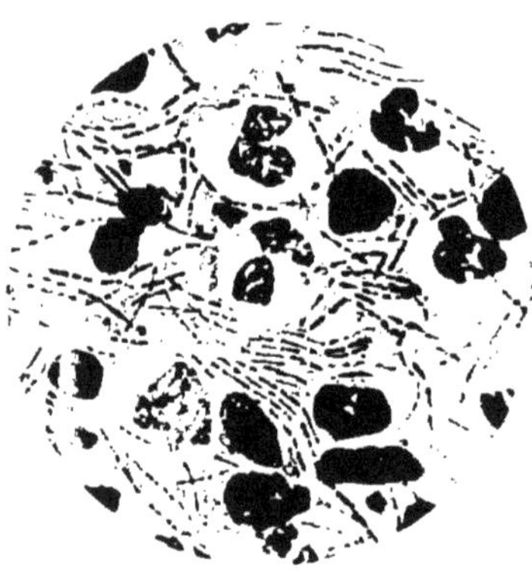

15. — Charbon. Coupe de foie de souris. — Bleu de méthylène. — 1000 : 1.

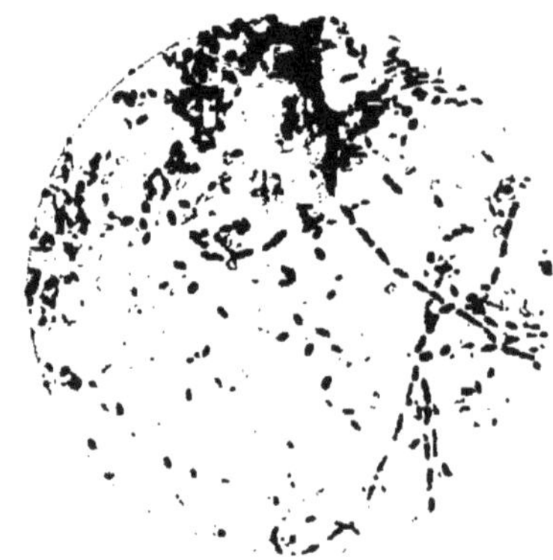

16. — Bacilles du charbon avec spores. Culture sur agar. Coloration double. Spores colorées à la fuchsine et le reste au bleu de méthylène. — 1000 : 1.

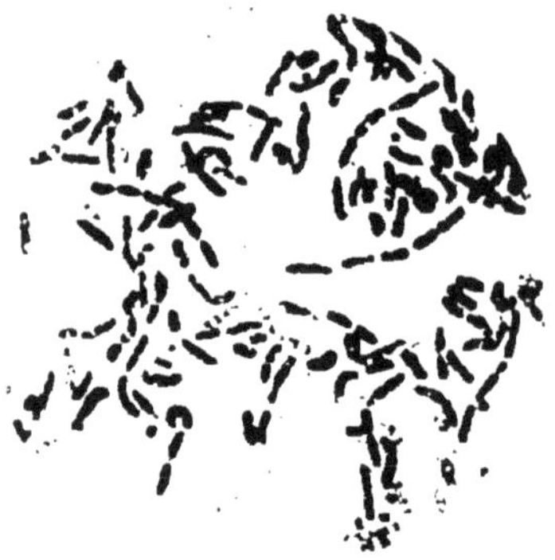

17. — Bacilles du charbon en forme involutive. Culture sur gélatine. Bleu de méthylène. — 1000 : 1.

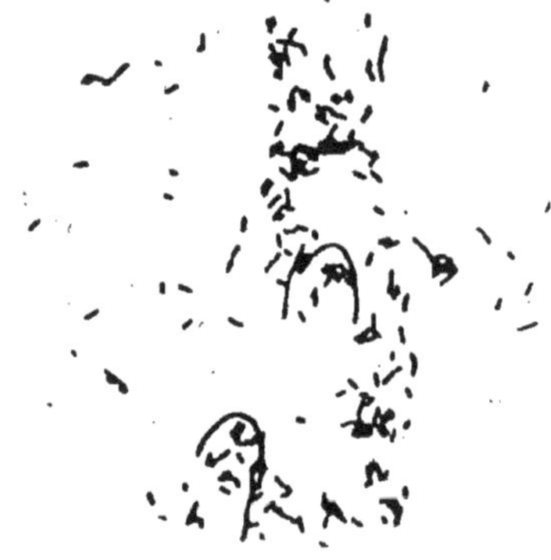

18. — Bacilles de la Fièvre typhoïde. Culture sur agar. Fuchsine. — 1000 : 1.

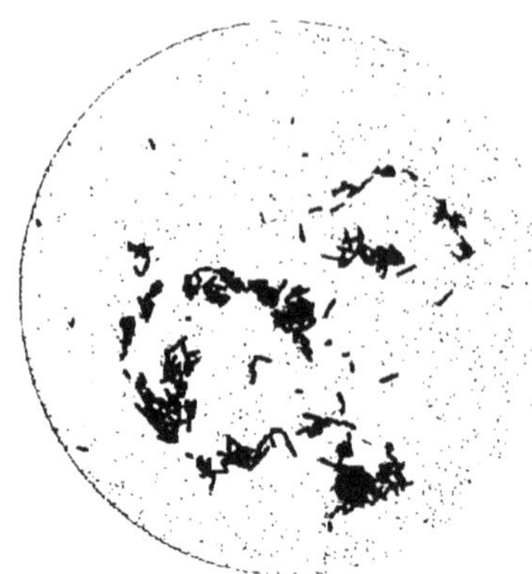

19. — Bacilles de la Fièvre typhoïde. Culture sur agar. Fuchsine. — 1000 : 1.

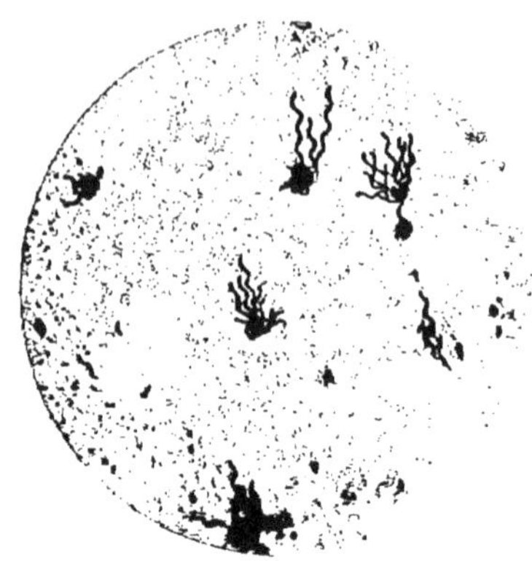

20. — Bacilles de la Fièvre typhoïde avec flagella. Culture sur agar. — Coloration de Lœffler. — 1000 : 1.

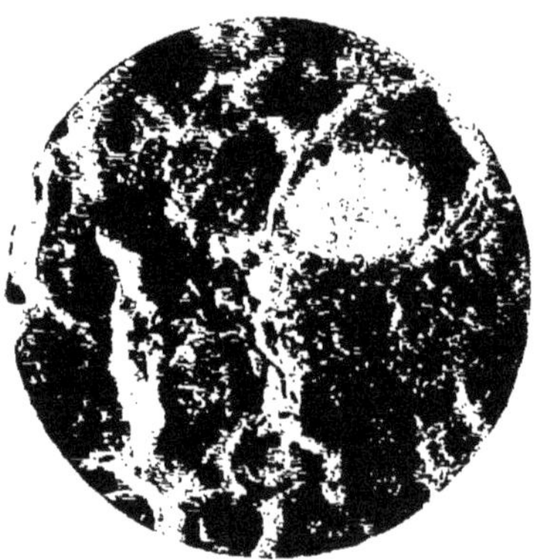

21. — Bacilles de la Fièvre typhoïde. Coupe de foie d'homme. — Bleu de méthylène. — 500 : 1.

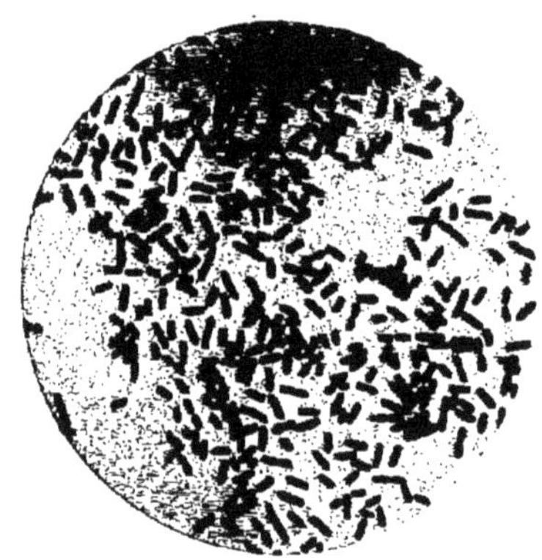

22. — Bactérium coli commune. Culture sur agar. Violet de gentiane. — 1000 : 1.

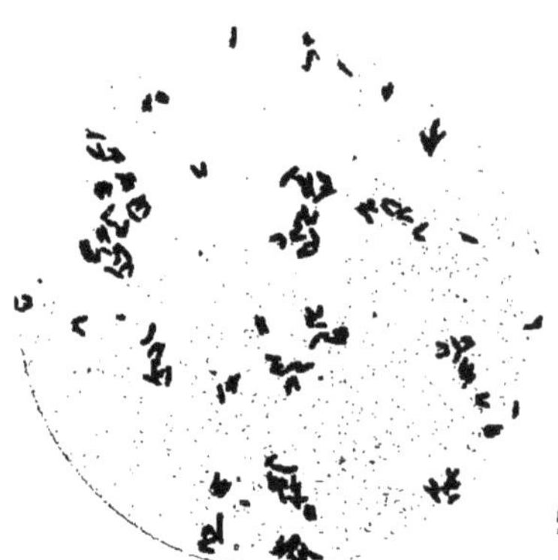

23. — Bacilles de la Diphtérie. Culture pure sur sérum. Fuchsine. — 1000 : 1.

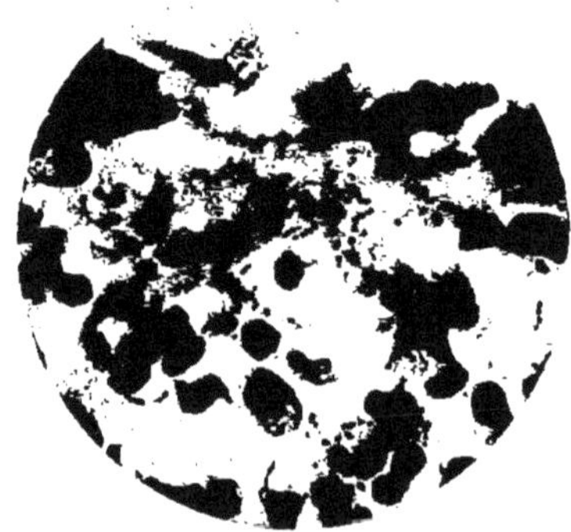

24. — Bacilles de la Diphtérie et Streptocoques pyogènes. Coupe de membrane diphtérique. — Violet de gentiane. 1000 : 1.

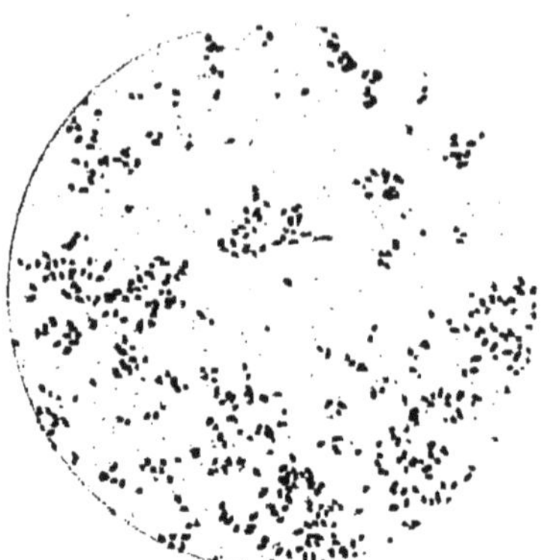

25. — Bacilles de l'Influenza. Culture sur gélatine.
Fuchsine. — 1000 : 1.

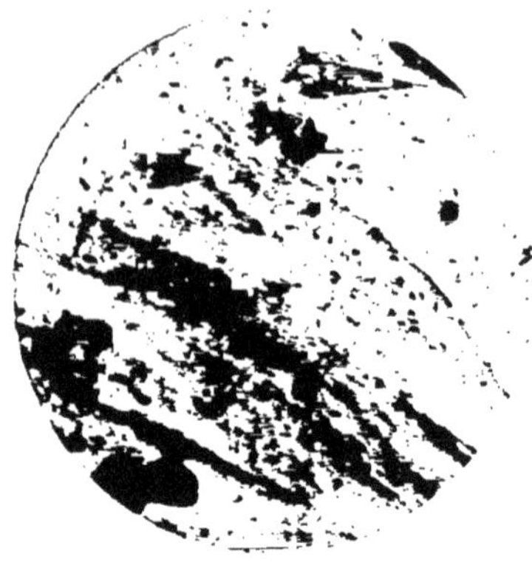

26. — Bacilles de l'Influenza. Crachat.
Fuchsine. — 1000 : 1.

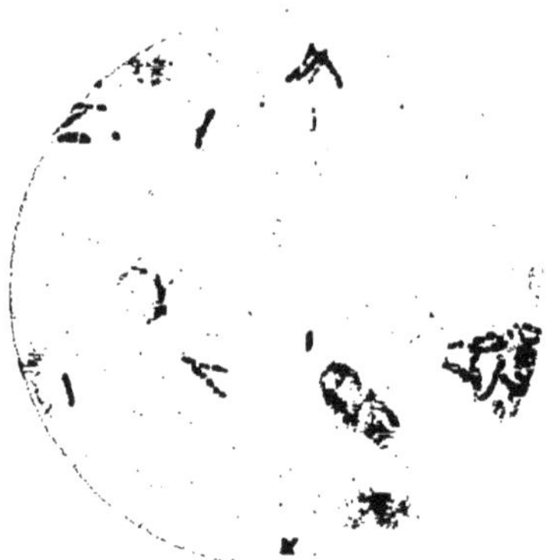

27. — Bacilles de la Tuberculose. Crachat. — Le bacille est coloré au violet de méthyle et le reste au brun de Bismarck. — 1000 : 1.

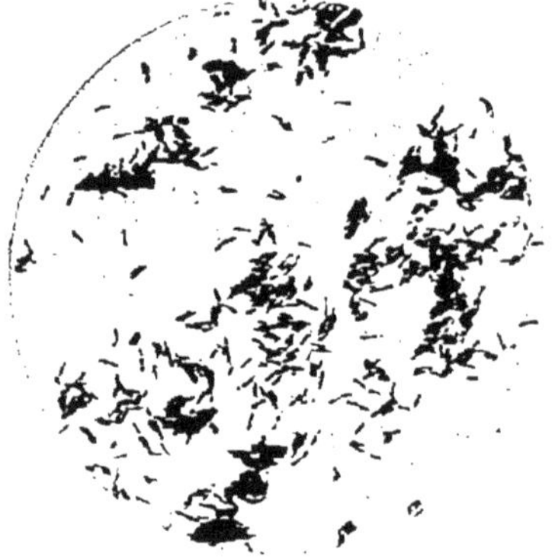

28. — Bacille de la Tuberculose. Culture sur agar.
Fuchsine. — 1000 : 1.

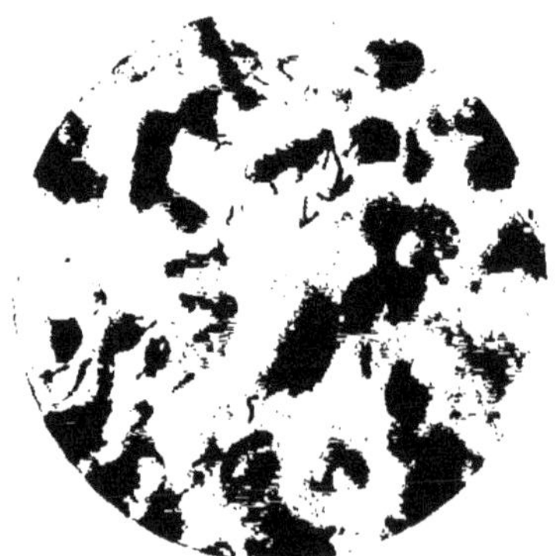

29. — Bacilles de la Tuberculose. Coupe de poumon humain. — Les bacilles sont colorées à la fuchsine et le fond de la coupe au bleu de méthylène. — 1000 : 1.

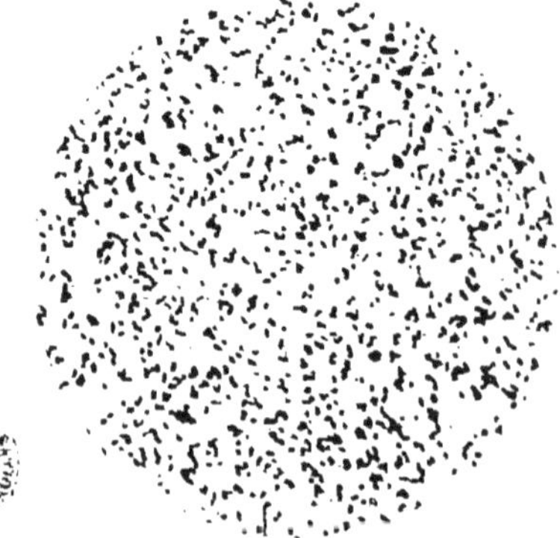

30. — Bacilles de la Pseudo-Tuberculose. Culture sur agar. — Fuchsine. — 1000 : 1.

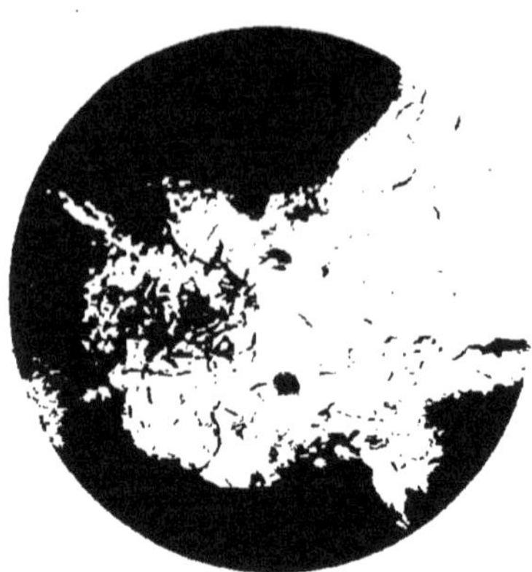

31. — Bacilles de la Syphilis (Lustgarten). Jus de Condylome. — Coloration de Lustgarten. — 1000 : 1.

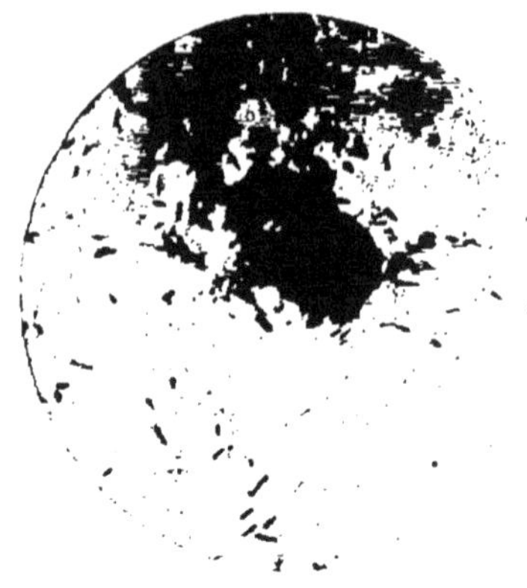

32. — Bacilles du Smegma préputial. — Violet de gentiane. — 1000 : 1.

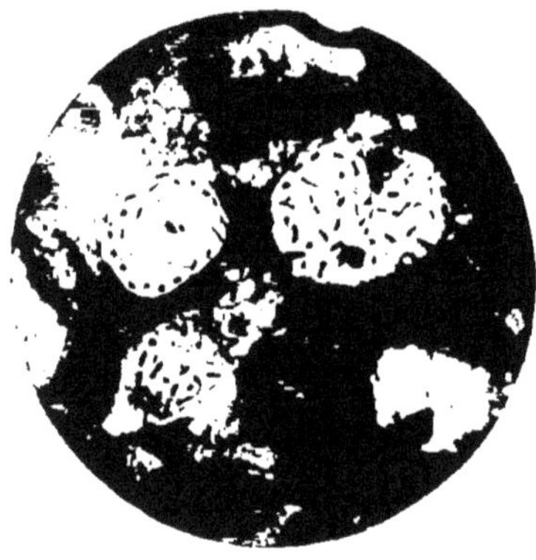

33. — Bacilles du Rhinosclérome. — Coupe. Culture sur gélatine. — 1000 : 1.

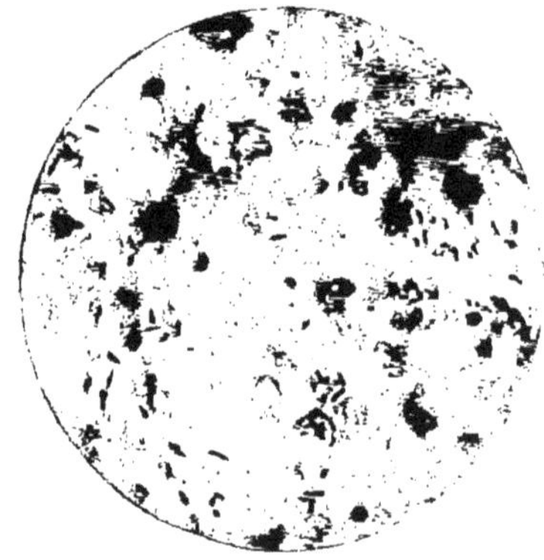

34. — Bacilles de la Lèpre. Coupe de la peau humaine. Fuchsine. — 1000 : 1.

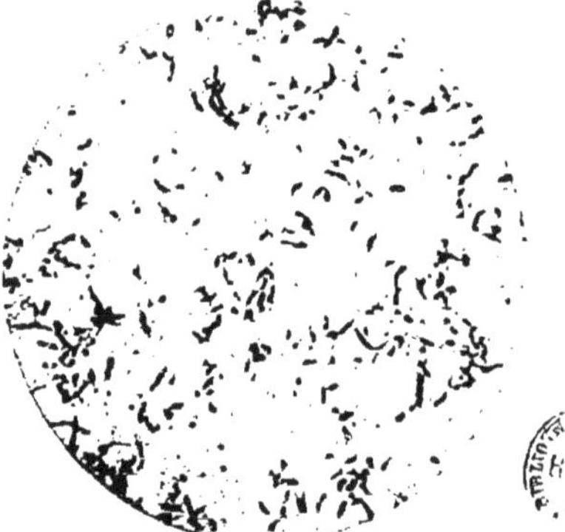

35. — Bacilles de la Morve. Culture sur agar. Fuchsine. — 1000 : 1.

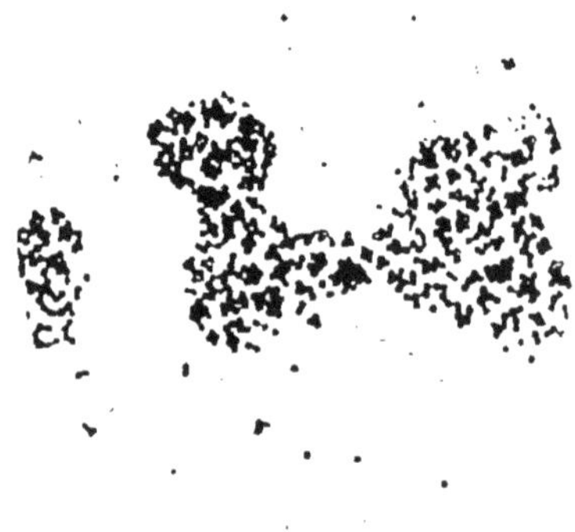

36. — Bacilles du Choléra des poules. Culture sur agar. Fuchsine. — 1000 : 1.

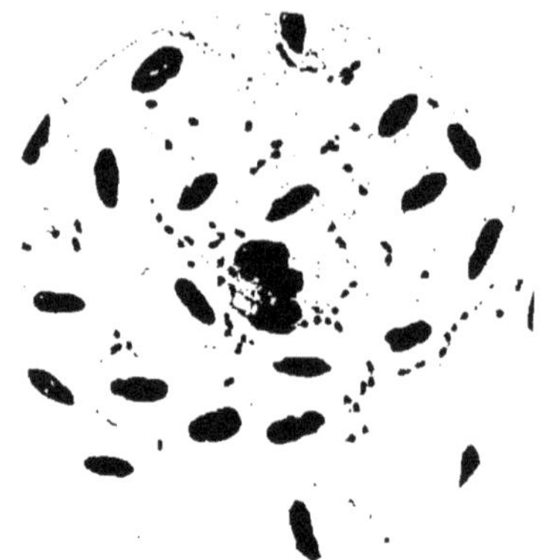

37. — Bacilles du Choléra des poules. Sang de pigeon. Fuchsine. — 1000 : 1.

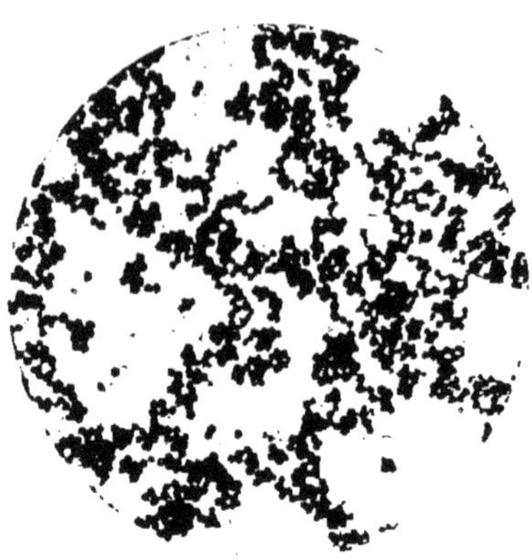

38. — Bacilles de Septicémie des Cobayes. Culture sur agar. — Fuchsine. — 1000 : 1.

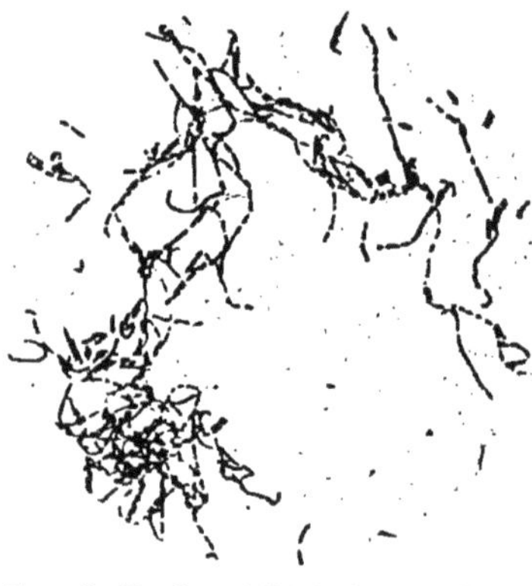

39. — Bacilles d'une épidémie de porcs. Culture sur gélatine. — Violet de méthyle. — 1000 : 1.

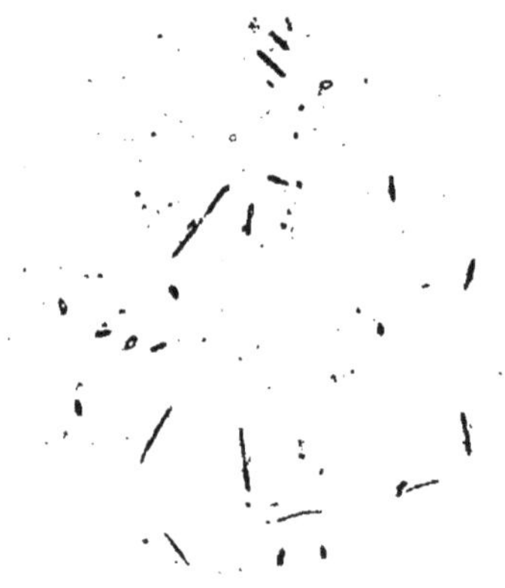

40. — Bacilles de l'Érisypèle des porcs. Culture sur gélatine. — Fuchsine — 1000 : 1.

41. — Bacilles avec flagella d'une épidémie de furets. Culture sur gélatine. — Coloration de Lœffler. 1000 : 1.

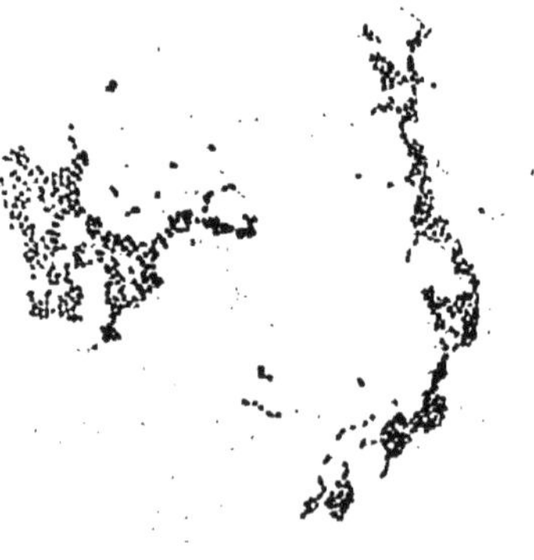

42. — Bacilles du Typhus des souris. Culture sur agar. — Violet de gentiane. — 1000 : 1.

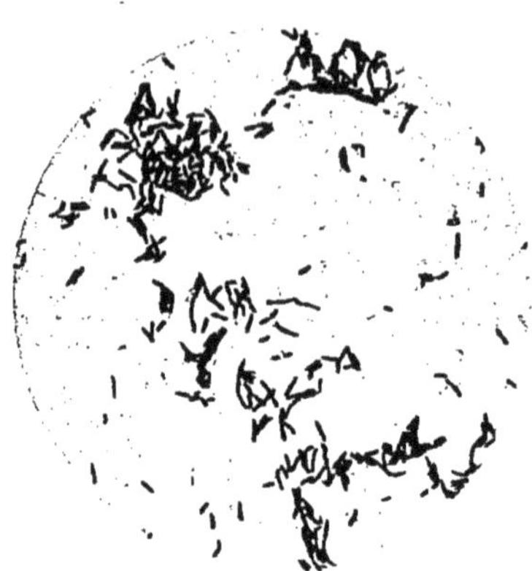

43. — Bacilles de Septicémie de souris. Culture sur agar. — Fuchsine : 1000 : 1.

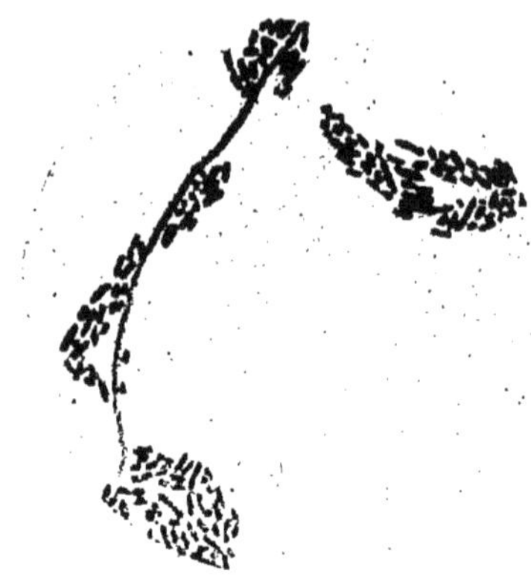

44. — Bacilles de l'Entérite de Gaertner. Culture sur agar. — Violet de gentiane. — 1000 : 1.

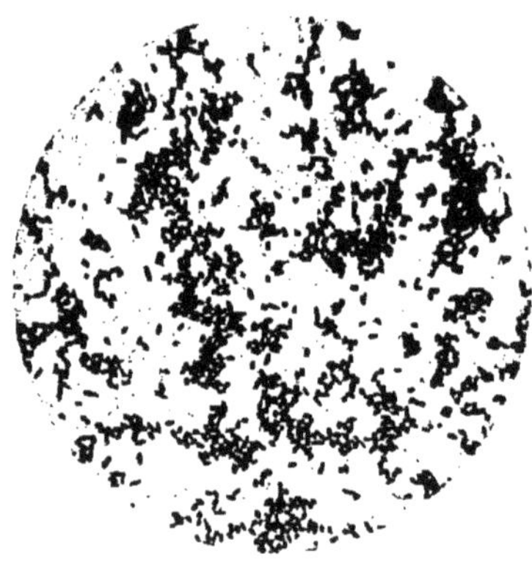

45. — Bacilles pyocyaniques. Culture sur agar. Fuchsine. — 1000 : 1.

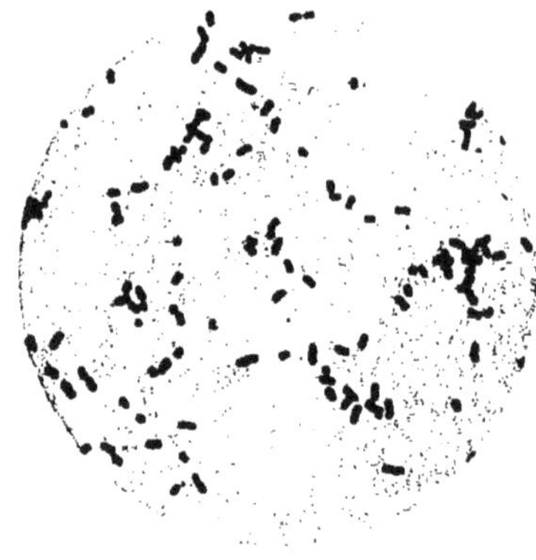

46. — Bacille capsulatus de Pfeiffer. Sérosité d'œdème de cobaye. — Coloration de Ribbert. — 1000 : 1.

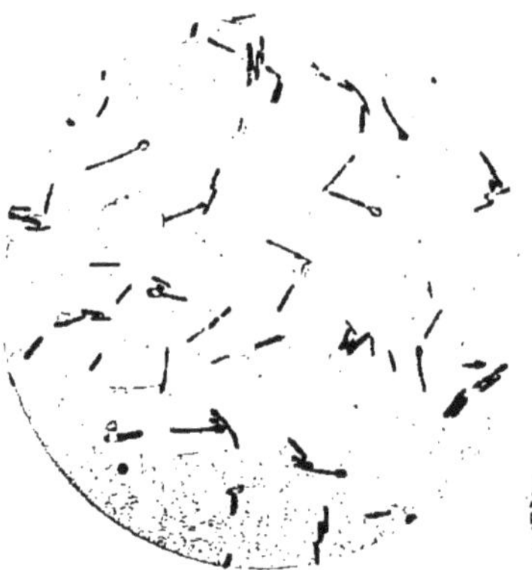

47. — Bacilles du Tétanos. Culture sur agar. Fuchsine. — 1000 : 1.

48. — Bacilles de la Pustule maligne. — Culture sur agar. — Fuchsine. — 1000 : 1.

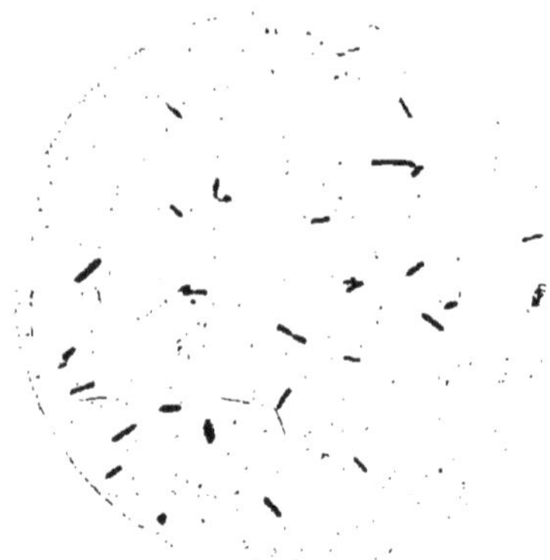

49. — Bacilles de l'œdème malin. Culture sur agar. Fuchsine. — 1000 : 1.

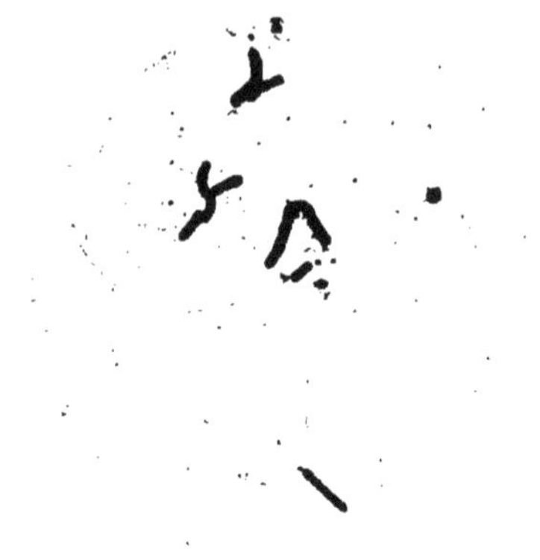

50. — Bacilles avec flagella de l'œdème malin. Culture sur agar. — Coloration de Lœffler. — 1000 : 1.

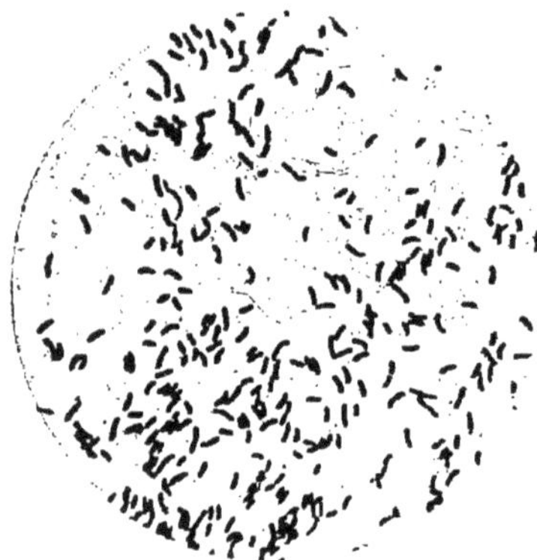

51. — Vibrions du Choléra (Moabit). Culture sur gélatine. — Fuchsine. — 1000 : 1.

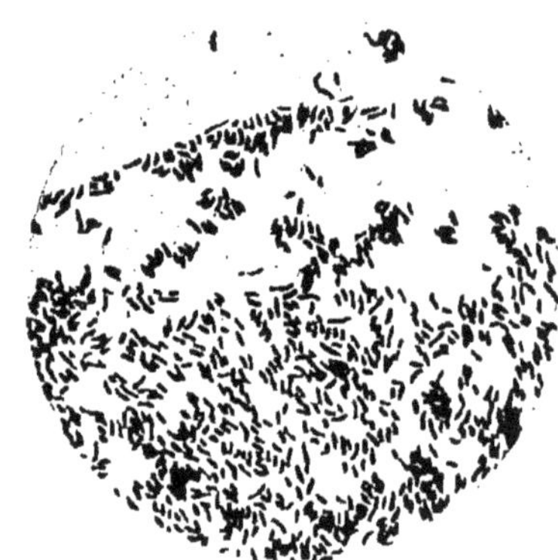

52. — Vibrions du Choléra. Culture sur gélatine. Fuchsine. — 1000 : 1.

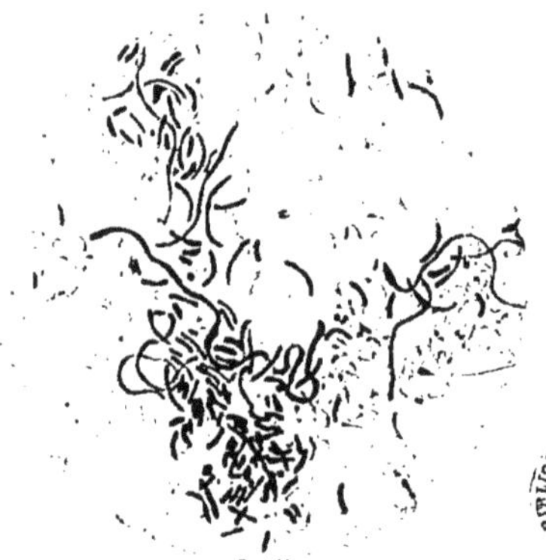

53. — Vibrions du Choléra en forme involutive. Culture sur agar. — Fuchsine. — 1000 : 1.

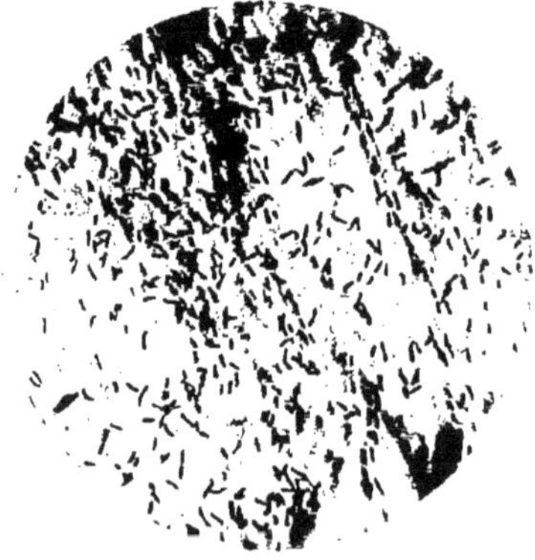

54. — Vibrions du Choléra. Déjection cholérique (Moabit). Fuchsine. — 1000 : 1.

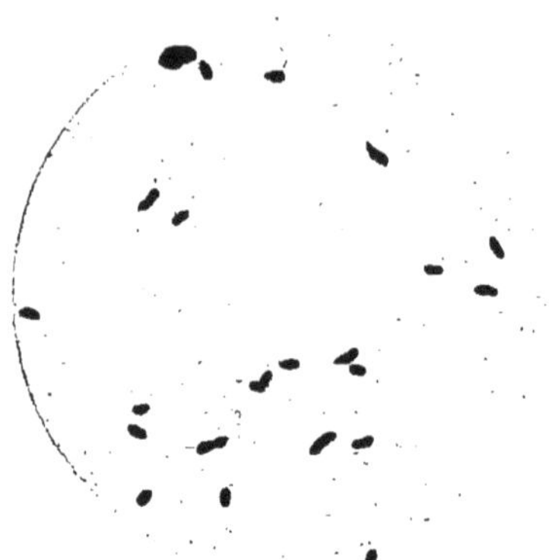

55. — Vibrions du Choléra avec flagella. Culture sur gélatine. — Coloration de Lœffler. — 1000 : 1.

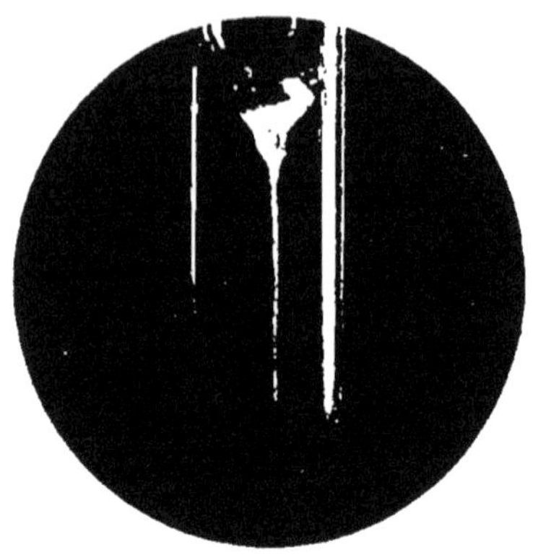

56. — Vibrions du Choléra. Culture piquée sur gélatine après 4 jours à la température de la chambre. — 1 : 1.

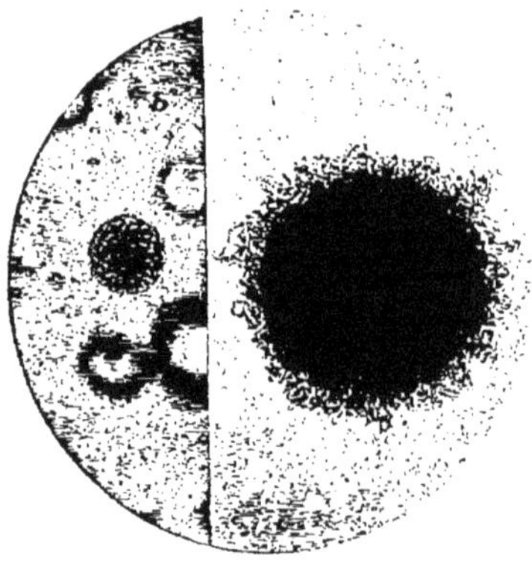

57. — Vibrions du Choléra. Culture sur plaques de gélatine âgée à gauche de 24 et à droite de 36 heures. — 100 : 1.

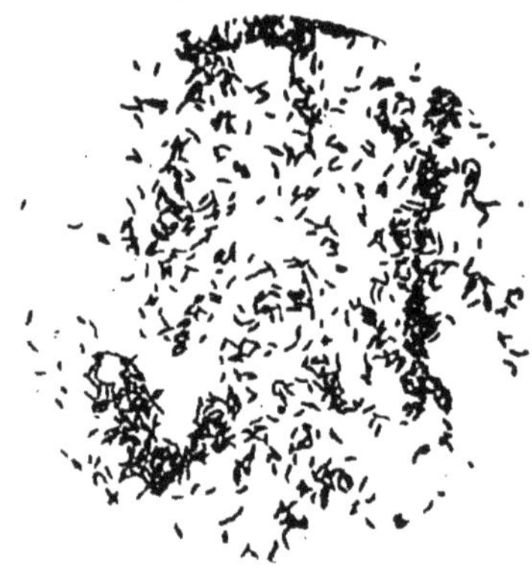

58. — Vibrion Berolinensis. Culture sur agar. Coloration au dahlia. — 1000 : 1.

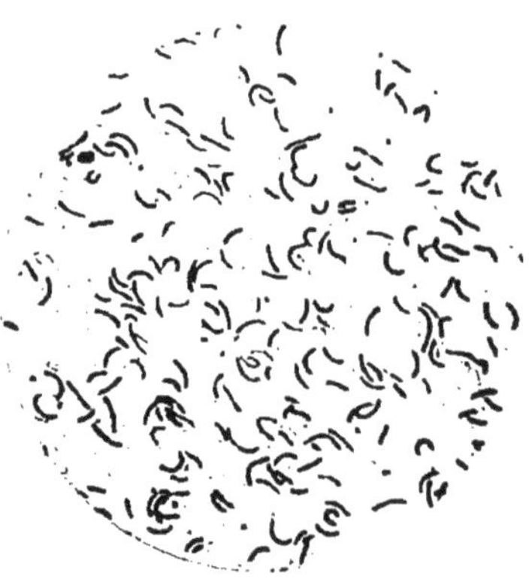

59. — Vibrion du Danube. Culture sur agar. Violet de gentiane. — 1000 : 1.

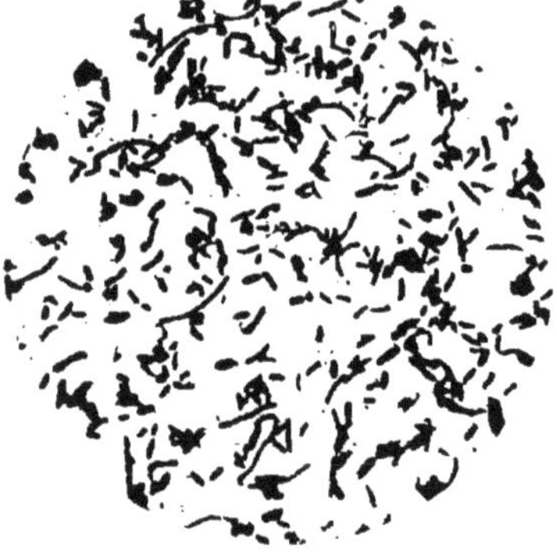

60. — Vibrion de Bonhoff. Culture sur agar. Coloration au dahlia. — 1000 : 1.

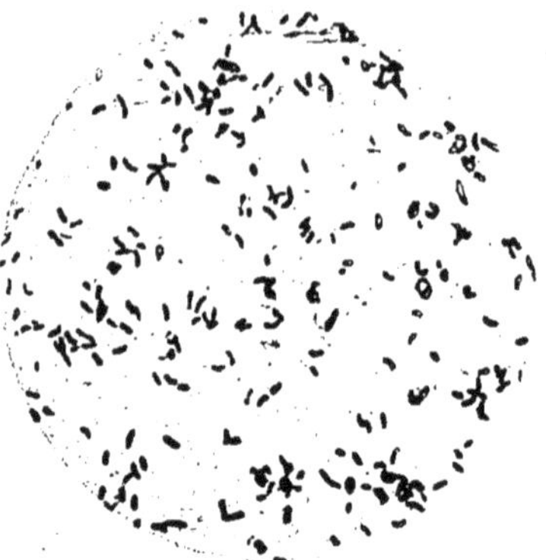

61. — Vibrion Dunbar. Culture sur agar. Violet de gentiane. — 1000 : 1.

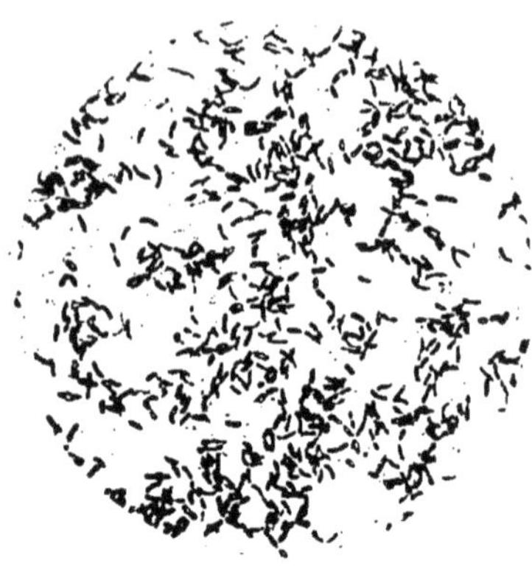

62. — Vibrion aquatilis. Culture sur agar. Fuchsine. — 1000 : 1.

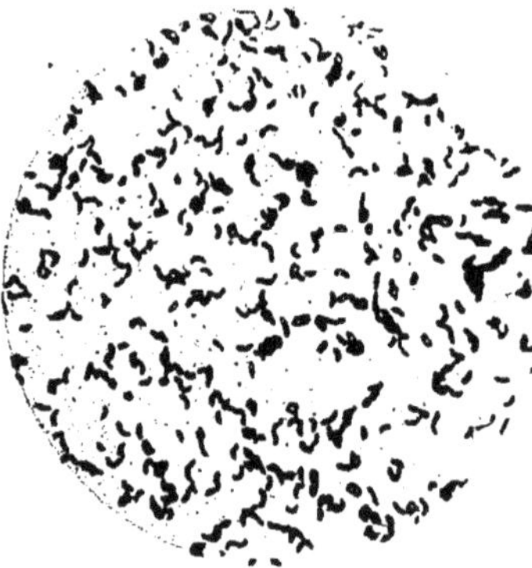

63. — Vibrion Metschnikoff. Culture sur agar. Violet de gentiane. — 1000 : 1.

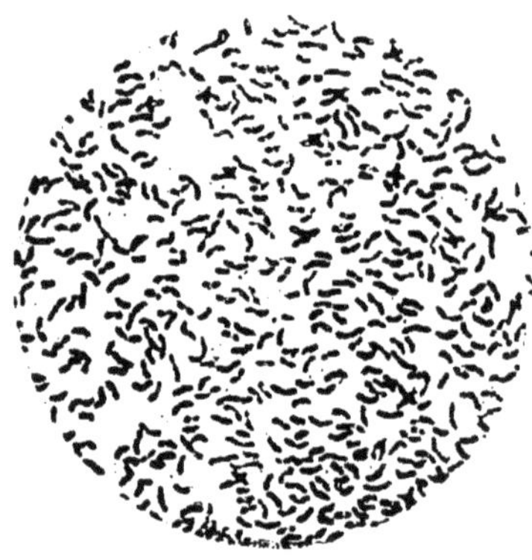

64. — Vibrion Finkler et Prior. Culture sur agar. Fuchsine. — 1000 : 1.

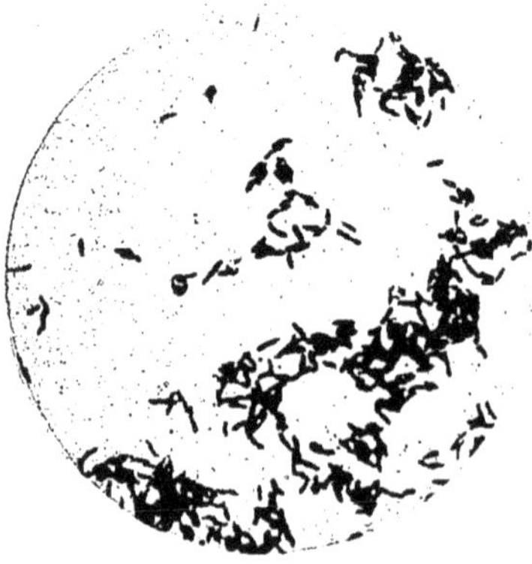

65. — Vibrion Denecke. Culture sur agar. Fuchsine. — 1000 : 1.

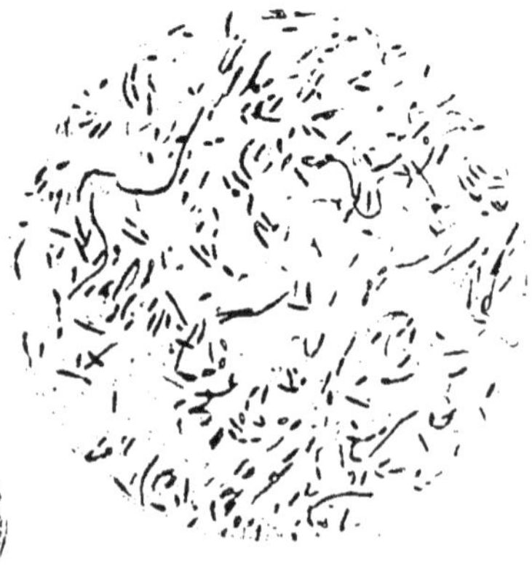

66. — Vibrion de Miller. Culture sur agar. Fuchsine. — 1000 : 1.

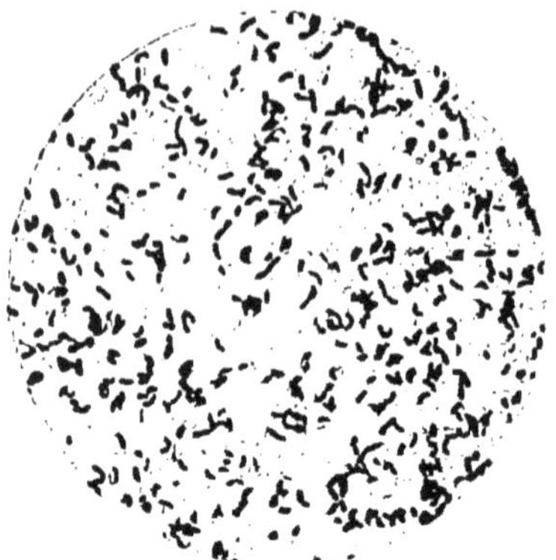

67. — Vibrion de Weibel. Culture sur agar. Violet de gentiane. — 1000 : 1.

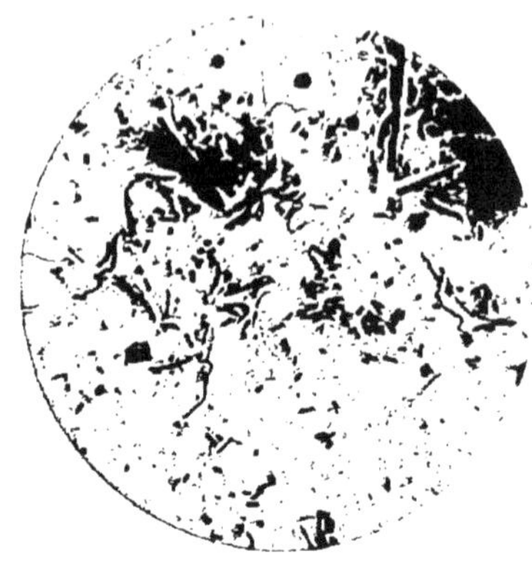

68. — Spirilles de tartre dentaire. Fuchsine. — 1000 : 1.

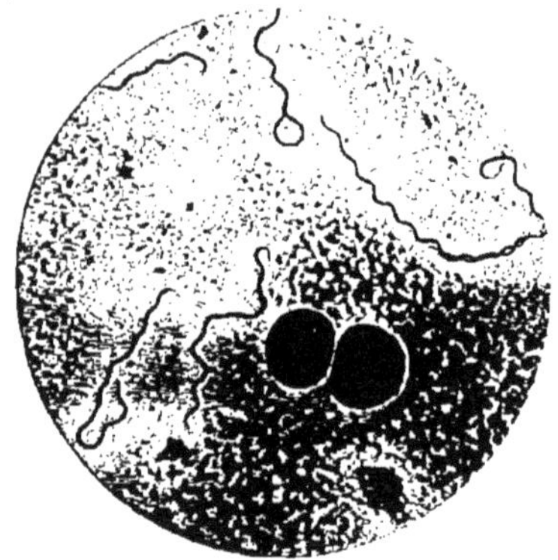

69. — Spirilles de la Fièvre recurrente. Sang humain. Fuchsine. — 1000 : 1.

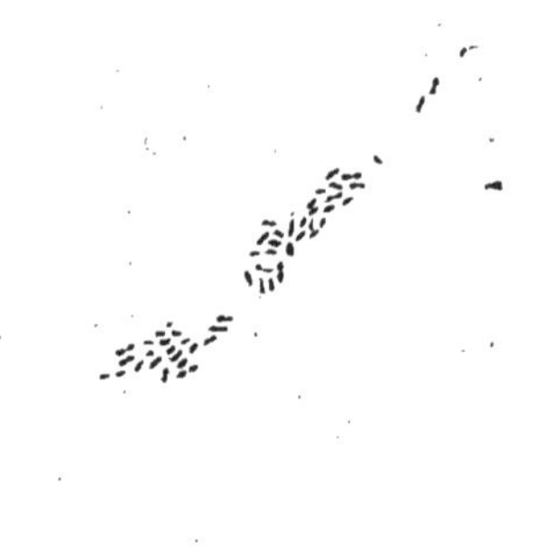

70. — Diplocoques à capsule de la Pneumonie (Fraenkel) de crachats rouillés. Bleu de méthylène. 1000 : 1.

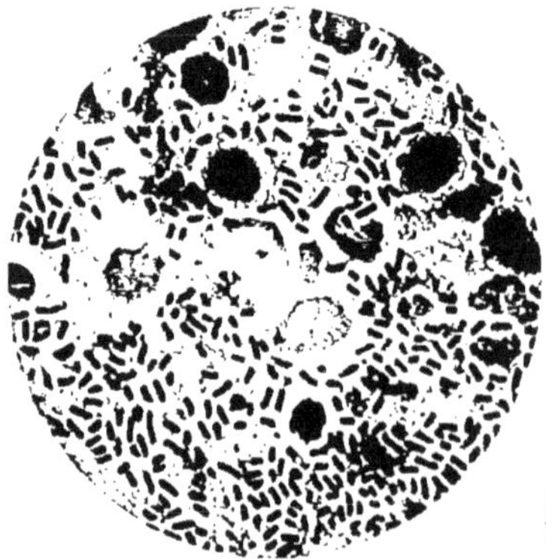

71. — Micrococques de la Pneumonie. Sang d'une souris infectée. — Culture sur gélatine. — 1000 : 1.

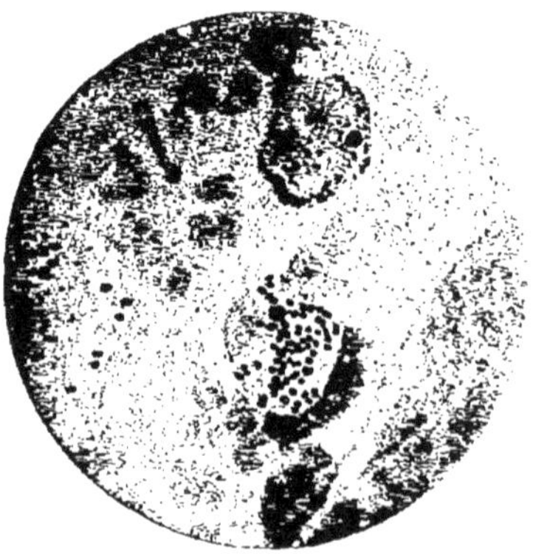

72. — Microcoques de la Gonorrhée. Fuschsine. — 1000 : 1.

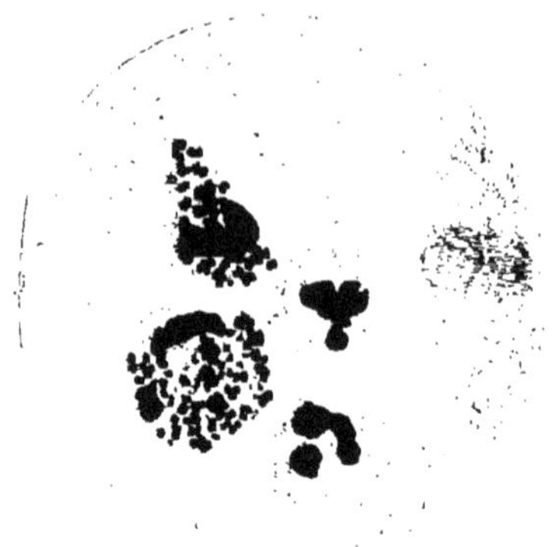

73. — Gonocoques provenant d'urine sanguinolente. Coloration double à l'éosine et au bleu de méthylène. 1000 : 1.

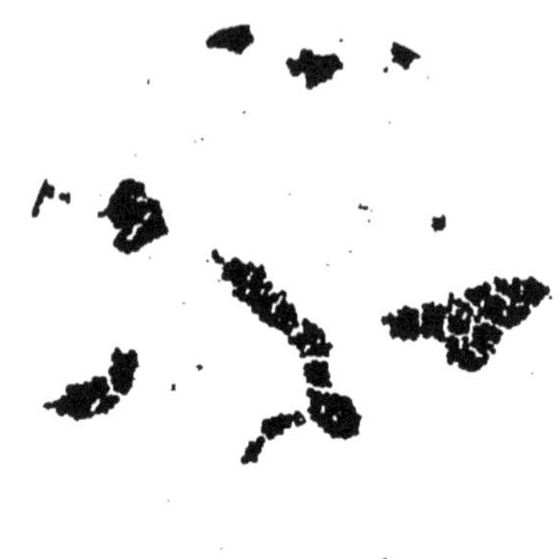

74. — Staphylocoque pyogène aureus. Culture sur gélatine. — Violet de gentiane. — 1000 : 1.

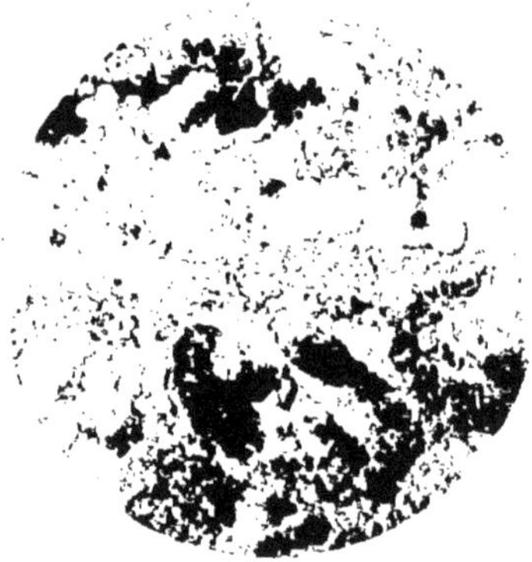

75. — Staphylocoque pyogène aureus. Pus. Bleu de méthylène. — 1000 : 1.

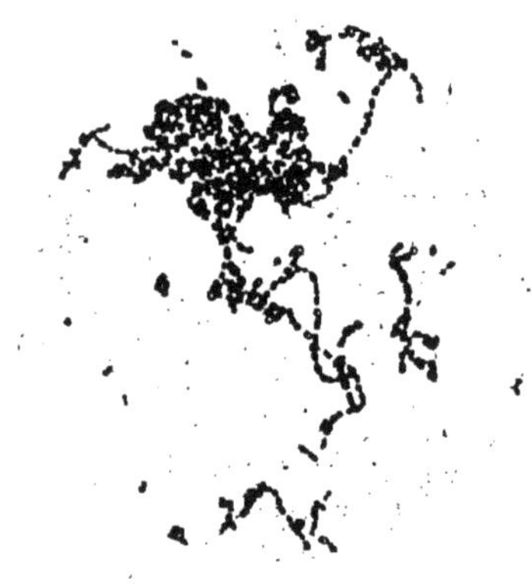

76. — Streptocoques pyogènes. Culture sur agar. Fuchsine. — 1000 : 1.

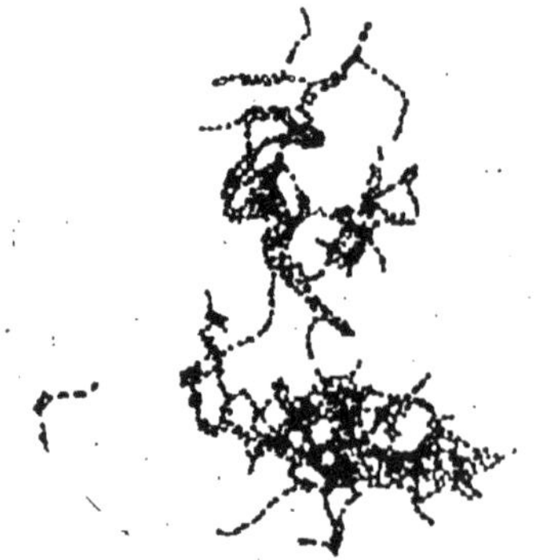

77. — Streptocoques de l'Erisypèle. Culture sur gélatine. Fuchsine. — 1000 : 1.

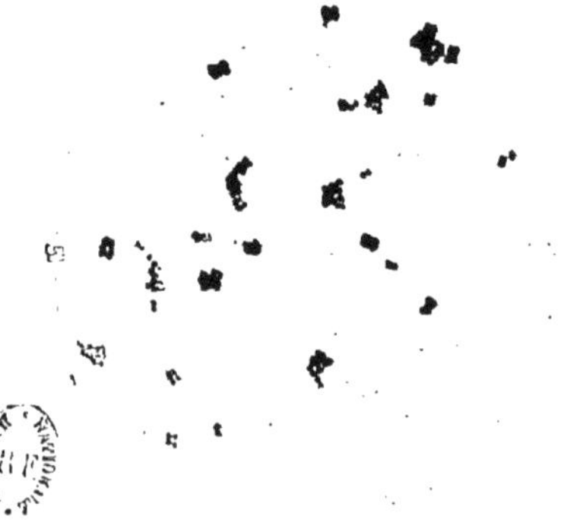

78. — Microcoques tétragènes. Culture sur gélatine. Bleu de méthylène. — 1000 : 1.

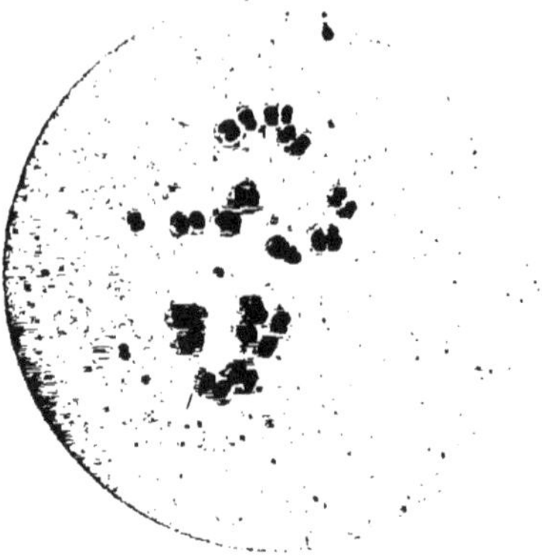

79.— Microcoques tétragènes. Sérosité péritonéale. Violet de méthyle. — 1000 : 1.

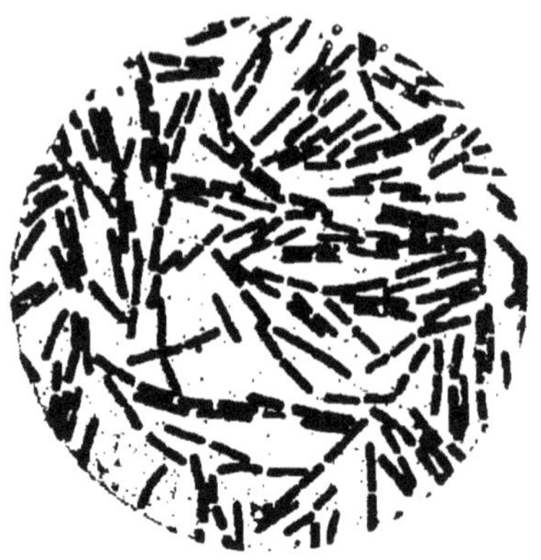

80. — Bacille subtilis. Culture sur gélatine. Fuchsine.— 1000 : 1.

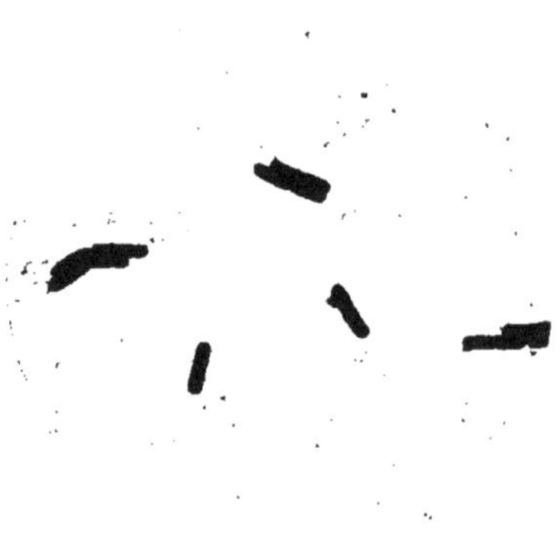

81.—Bacille subtilis avec flagella. Culture sur gélatine. Coloration de Lœffler. — 1000 : 1.

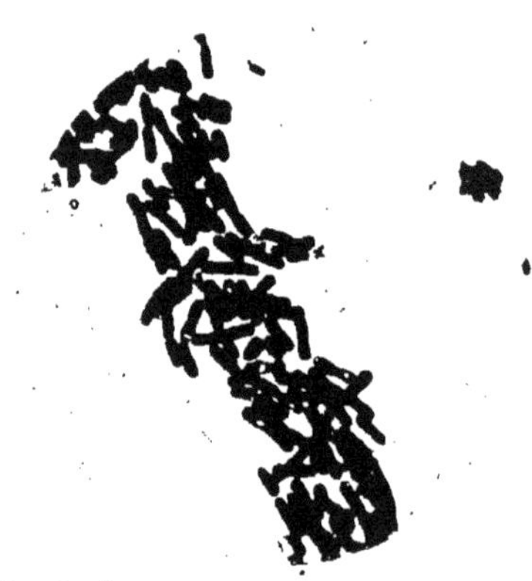

82.—Bacille megaterium de Bary. Culture sur gélatine. Fuchsine.— 1000 : 1.

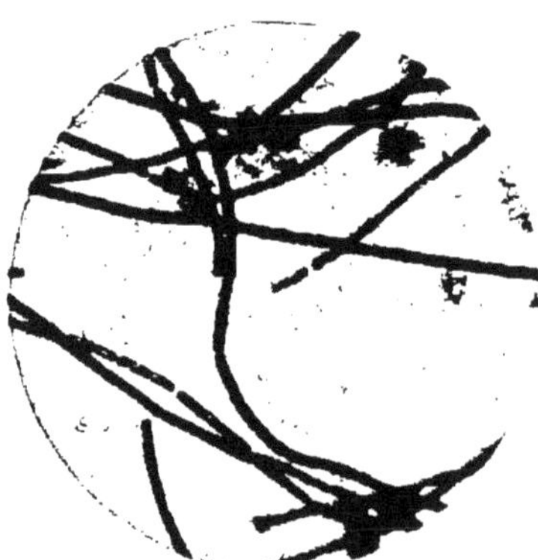

83. — Bacilles micoïdes. Culture sur agar. Violet de méthyle. — 1000 : 1.

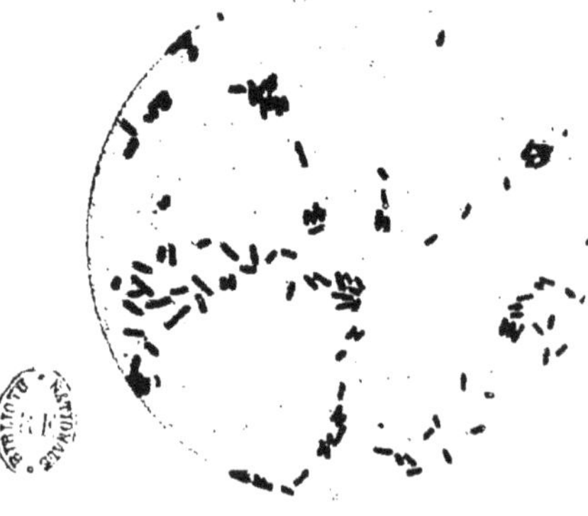

84. — Bacille mesentericus vulgatus. Culture sur gélatine. — Fuchsine. — 1000 : 1.

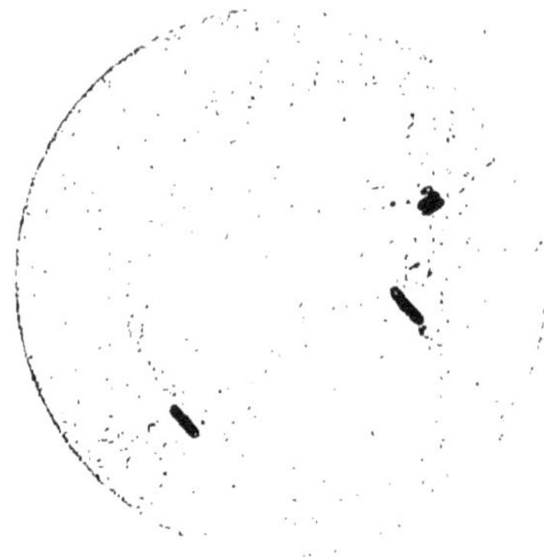

85. — Bacille mesentericus vulgatus avec flagella. Culture sur gélatine. Coloration de Lœffler. 1000 : 1.

86. — Proteus vulgaris avec flagella. Culture sur gélatine. — Coloration de Lœffler. — 1000 : 1.

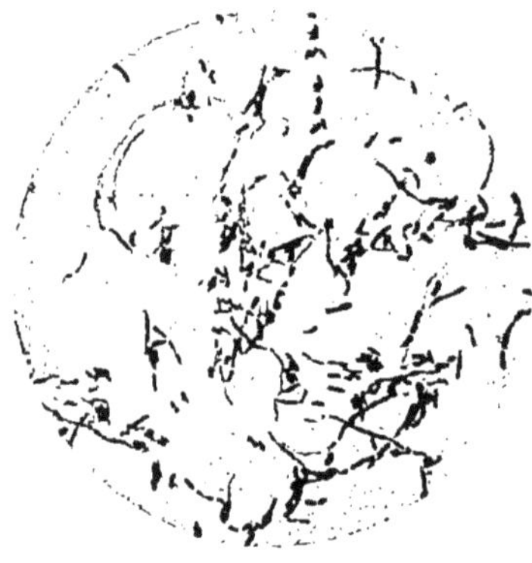

87. — Bacille fluorescens. Culture sur gélatine. Fuchsine. — 1000 : 1.

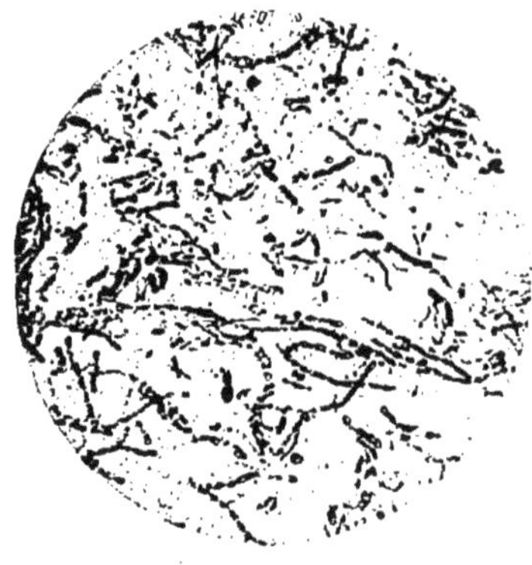

88. — Bacille phosphorescens. Culture sur agar. Violet de gentiane. — 1000 : 1.

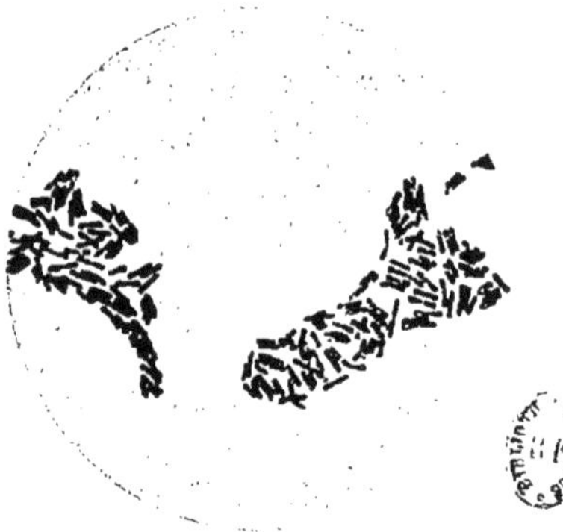

89. — Bacille violacé. Culture sur gélatine. Fuchsine. — 1000 : 1.

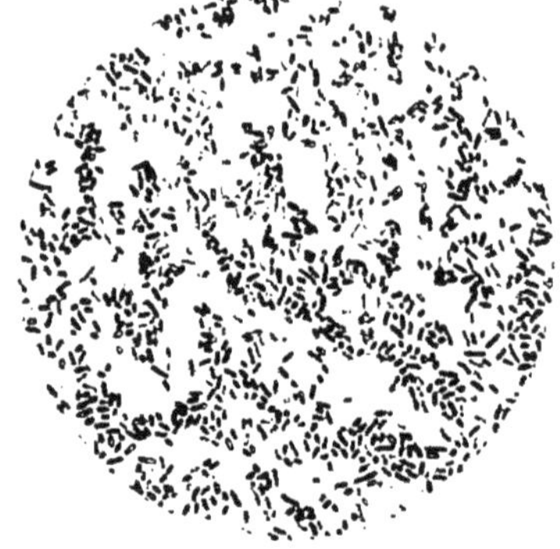

90. — Bacille indicus ruber. Culture sur gélatine. Fuchsine. 1000 : 1.

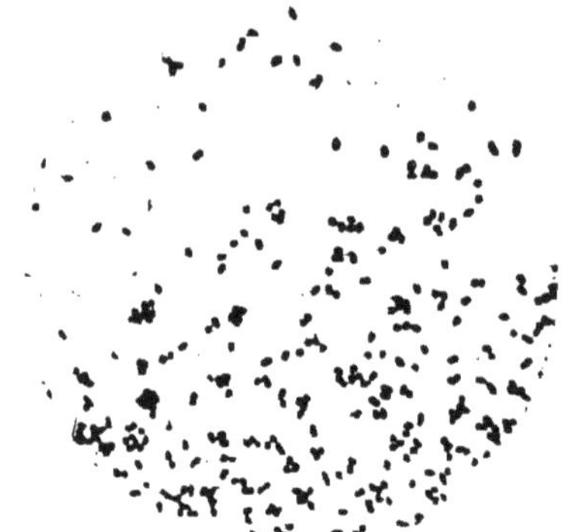

91. — Bacilles ureœ (Leube). Culture sur gélatine. Violet de gentiane. — 1000 : 1.

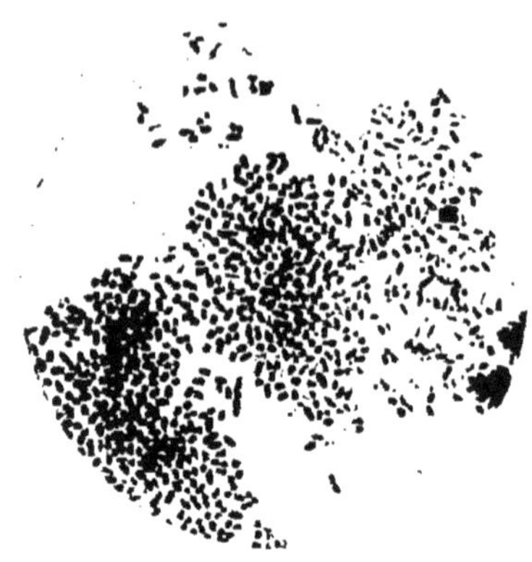

92. — Bacille aceticus. Culture sur gélatine. Violet de gentiane. — 1000 : 1.

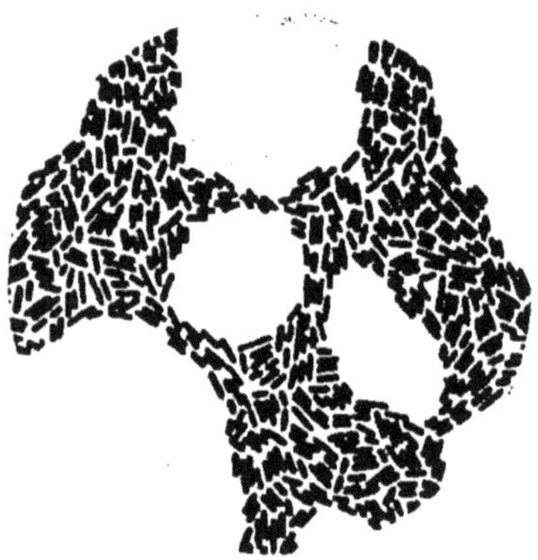

93. — Bacille butyricis. Culture sur gélatine. Fuchsine. — 1000 : 1.

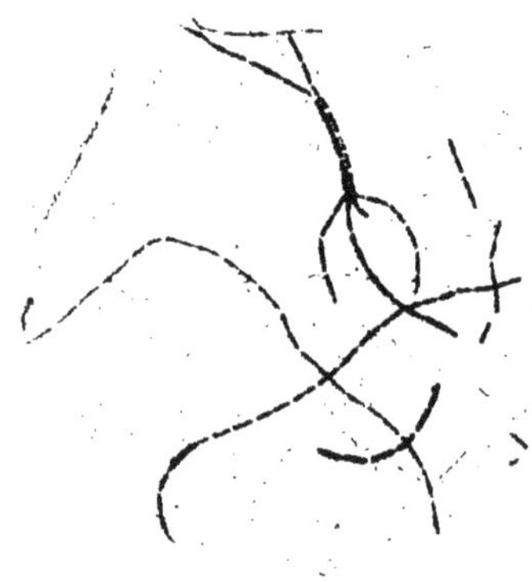

94. — Bacille de Zopf. Culture sur gélatine. Fuchsine. — 1000 : 1.

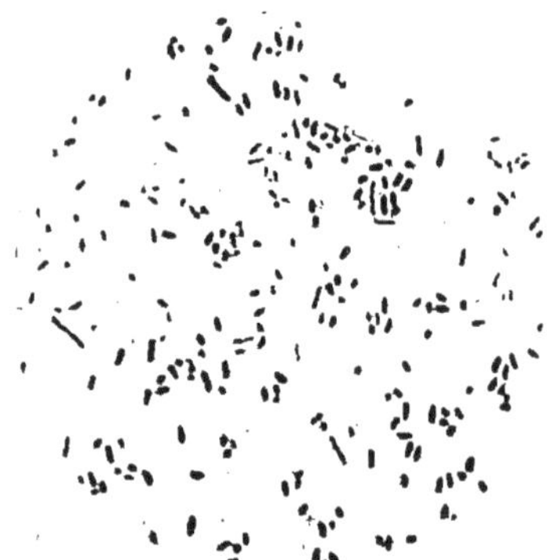

95. — Bacille pyogène fœtidus. Culture sur agar. Fuchsine. — 1000 : 1.

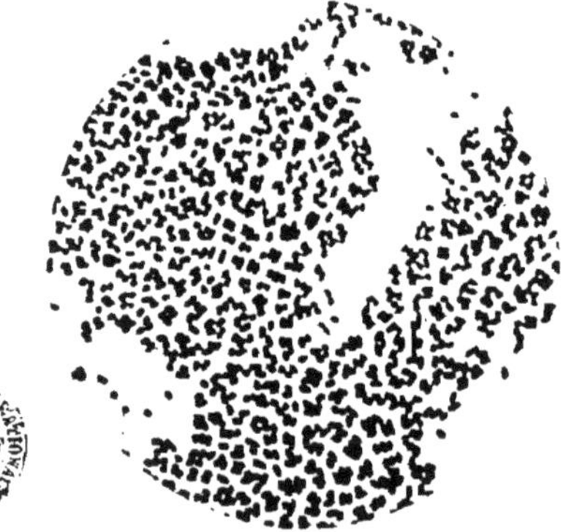

96. — Bacilles d'acide lactique. Culture sur gélatine. Fuchsine. 1000 : 1.

Pl. XVII.

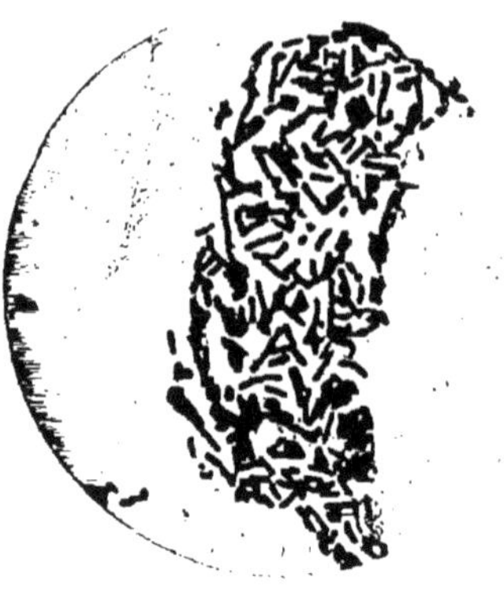

97. — Bacille synxanthus (lait jaune). Culture sur gélatine. Fuchsine. — 1000 : 1.

98. — Bacille cyanogène avec flagella (lait bleu). Culture sur gélatine. Coloration de Lœffler. 1000 : 1.

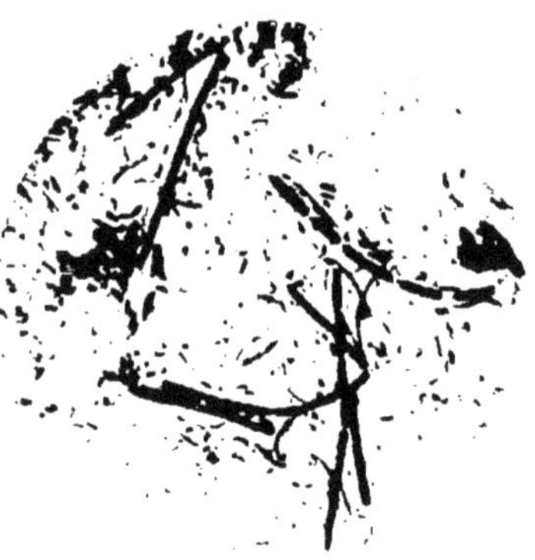

99. — Leptothrix buccalis de la gencive. Violet de gentiane. — 1000 : 1.

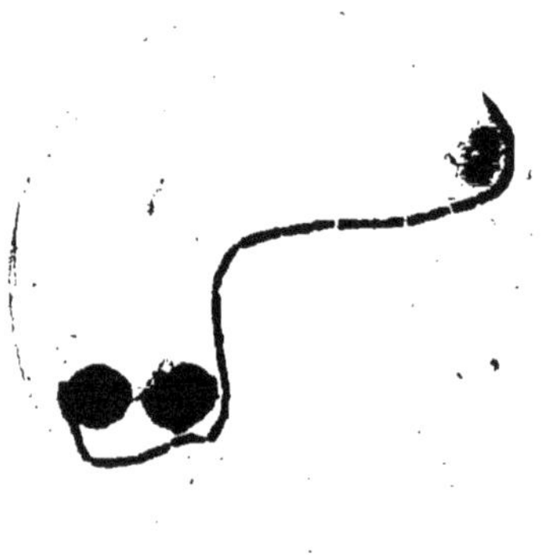

100. — Leptothrix gigantea de Miller de la cavité buccale d'un chien. Fuchsine. 1000 : 1.

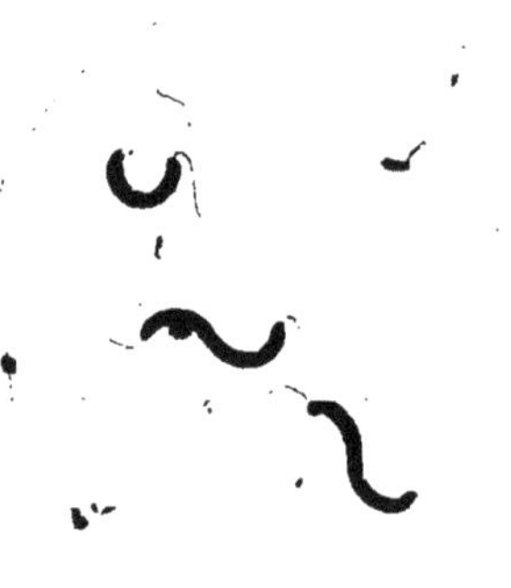

101. — Spirille undula avec flagella. Coloration de Lœffler. — 1000 : 1.

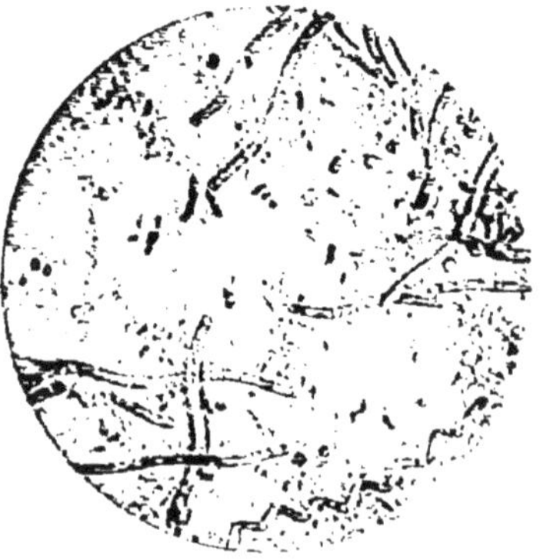

102. — Spirille plicatilis de l'eau non coloré. 1000 : 1.

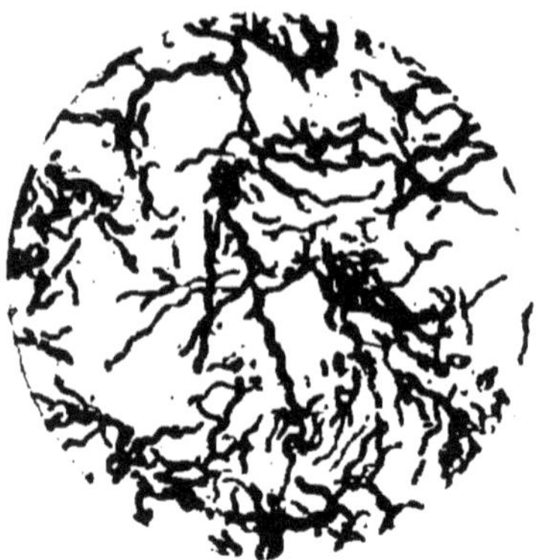

103. — Spirille rubrum. — Culture sur gélatine. Fuchsine. — 1000 : 1.

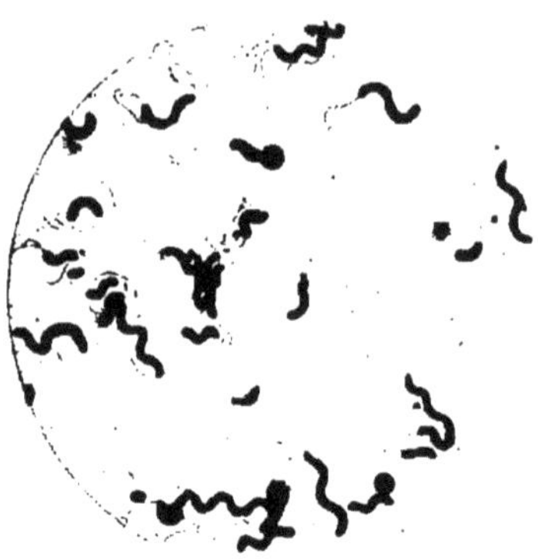

104. — Spirille rubrum avec flagella. Coloration de Lœffler. — 1000 : 1.

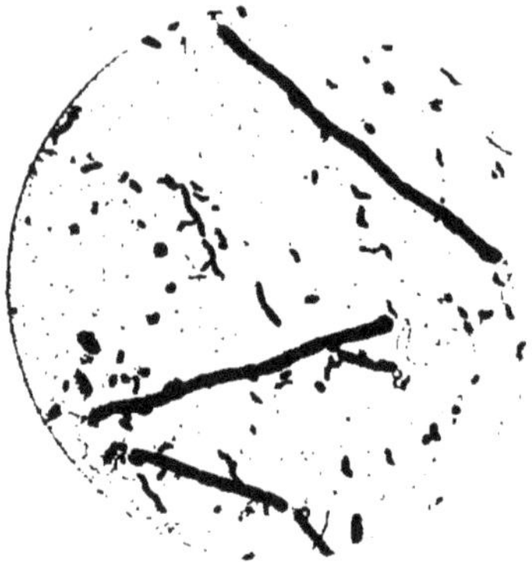

105. — Spirille serpens avec flagella. Coloration de Lœffler. — 1000 : 1.

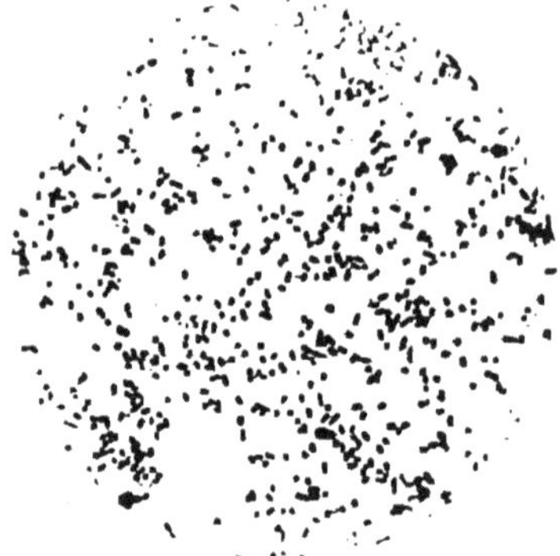

106. — Micrococcus prodigiosus. Culture sur gélatine. Fuchsine. — 1000 : 1.

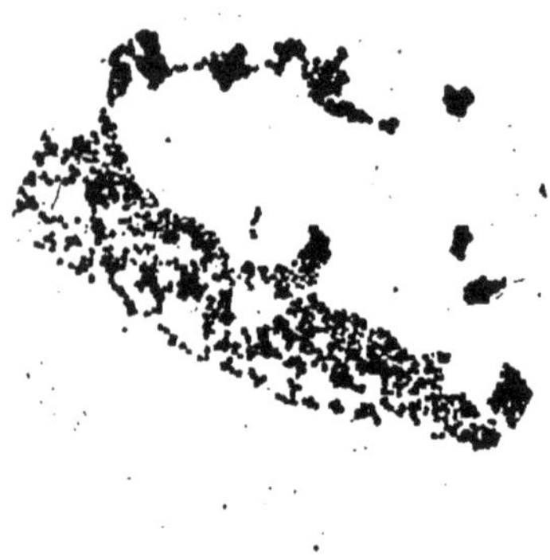

107. — Micrococcus agilis. Culture sur gélatine. Fuchsine. — 1000 : 1.

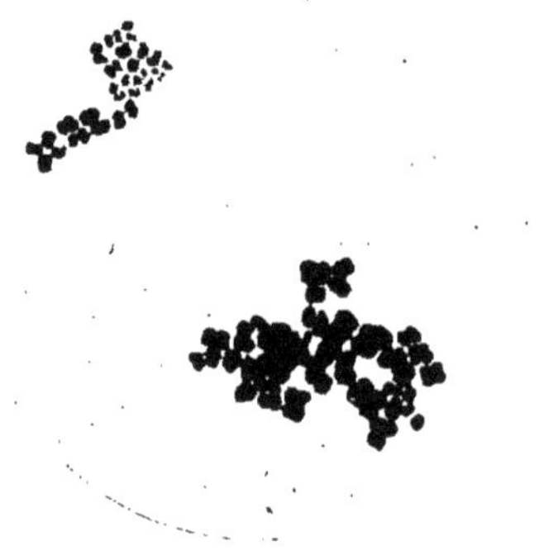

108. — Sarcina aurantiaca. Culture sur gélatine. Violet de gentiane. — 1000 : 1.

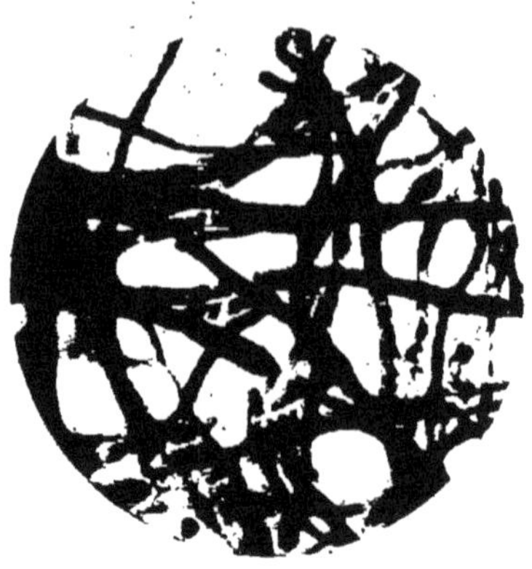

109. — Achorion de Schœnlein (Favus). Culture sur agar. — Violet de gentiane. — 1000 : 1.

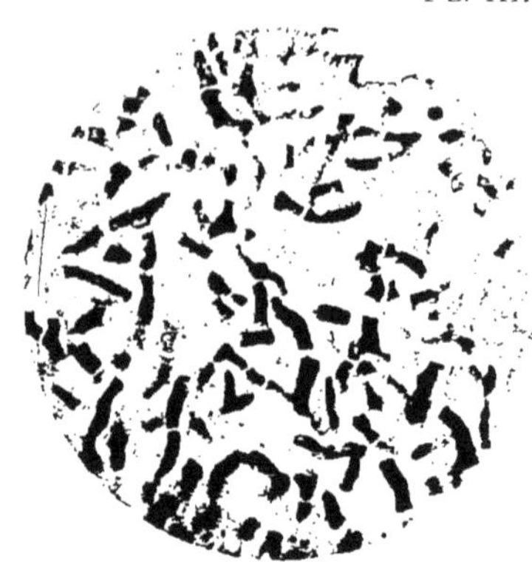

110. — Achorion de Schœnlein. Coupe cutanée de la tête. — Violet de gentiane. — 1000 : 1.

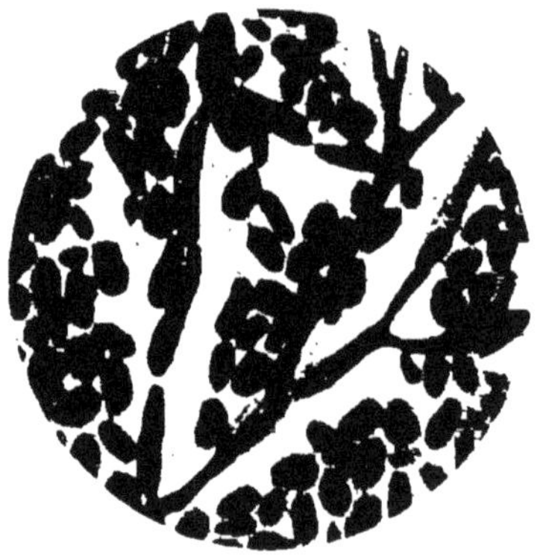

111. — Oidium albicans. Culture sur gélatine. Violet de gentiane. — 1000 : 1.

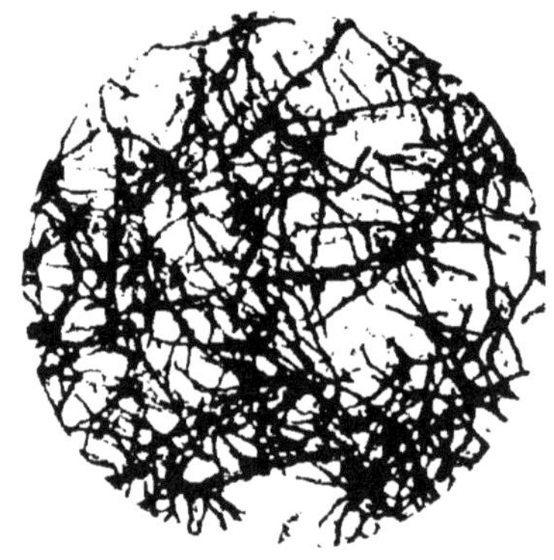

112. — Fils d'actinomycose. — Violet de gentiane. 1000 : 1.

113. — Coupe d'Actinomycose prise sur vache. Ganglion. Coloration d'Orcein. — 500 : 1.

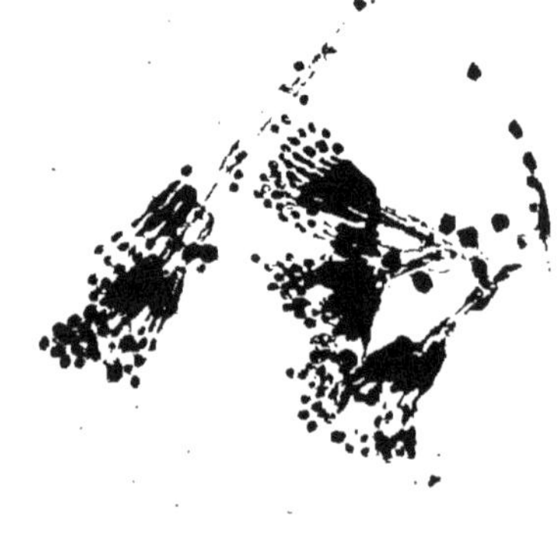

114. — Penicillium glaucum. Culture sur gélatine. Violet de gentiane. — 500 : 1.

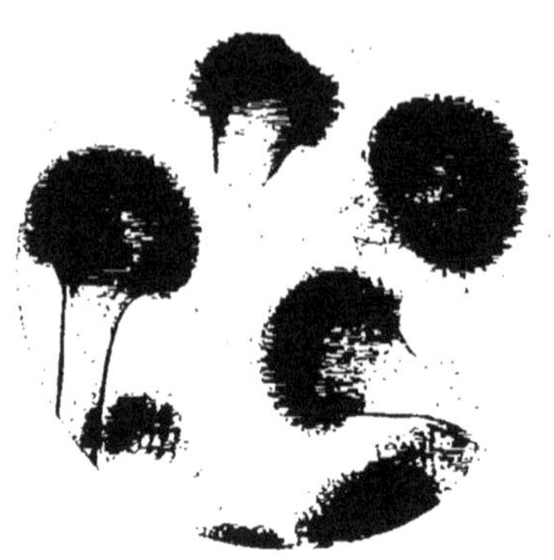

115. — Aspergillus fumigatus. Culture sur gélatine. Violet de gentiane. — 500 : 1.

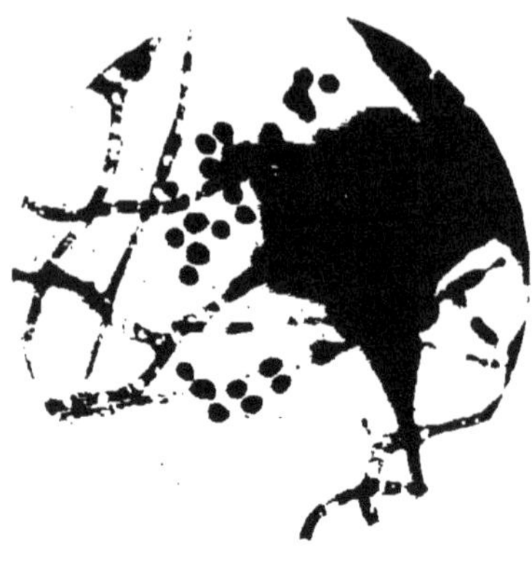

116. — Mukor corymbifer. Culture sur gélatine. Violet de gentiane. — 1000 : 1.

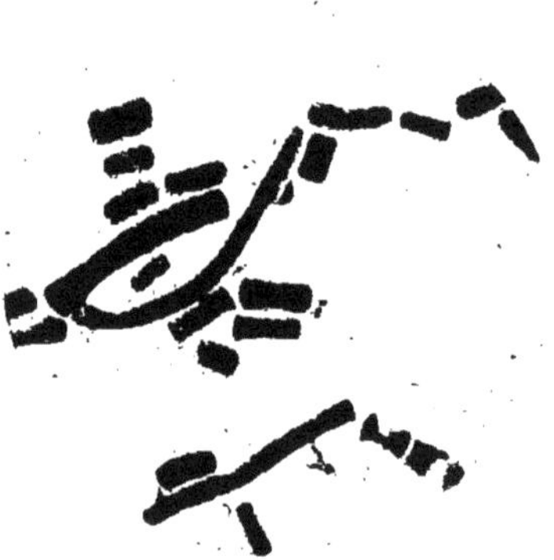

117. — Oidium lactis. — Culture sur gélatine. Violet de gentiane. — 1000 : 1.

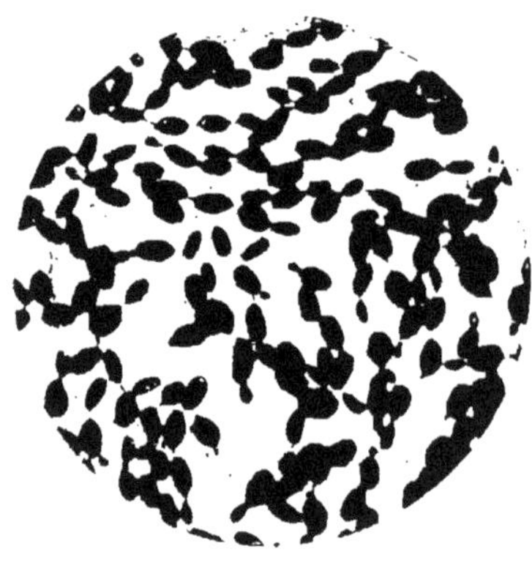

118. — Levure de Rosa. Culture sur gélatine. Violet de gentiane. — 1000 : 1.

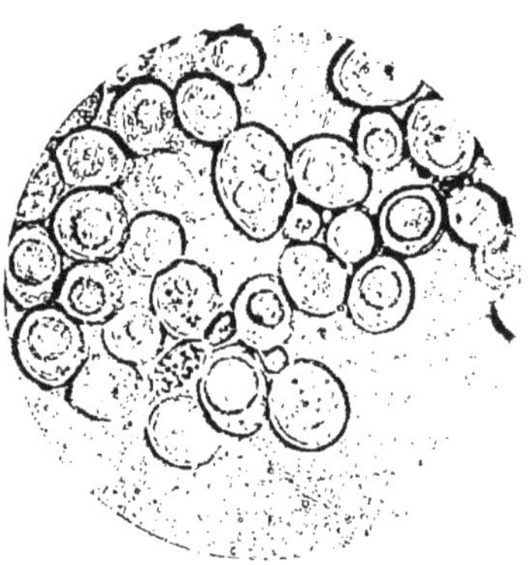

119. — Levure de bière fraiche non colorée. 1000 : 1.

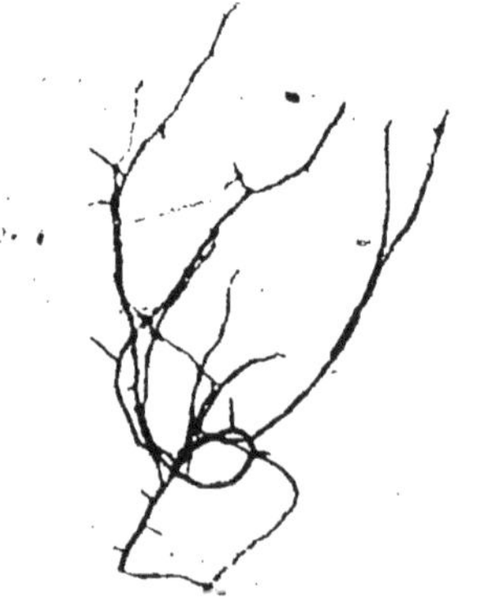

120. Cladothrix dichotoma. — Fuchsine. — 1000 : 1.

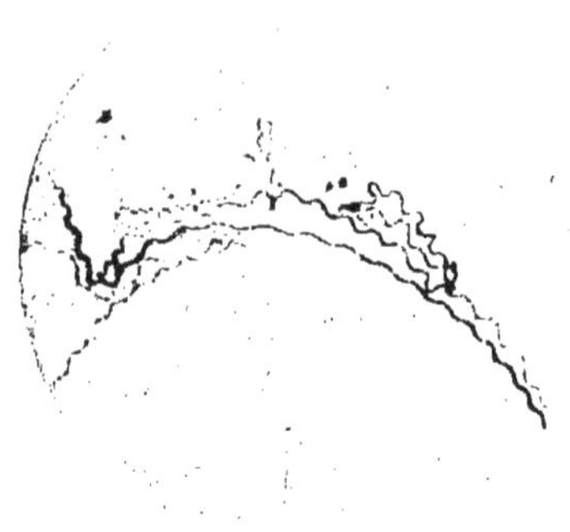

121. — Cladothrix dichotoma, en forme de spirilles. Fuchsine. — 1000 : 1.

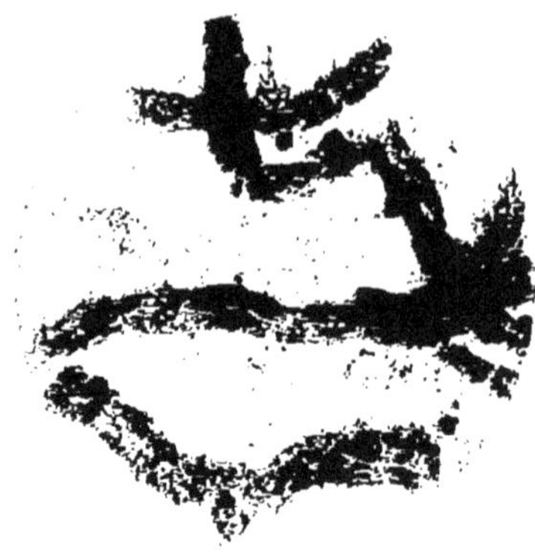

122. — Crenothrix non coloré. — 500 : 1.

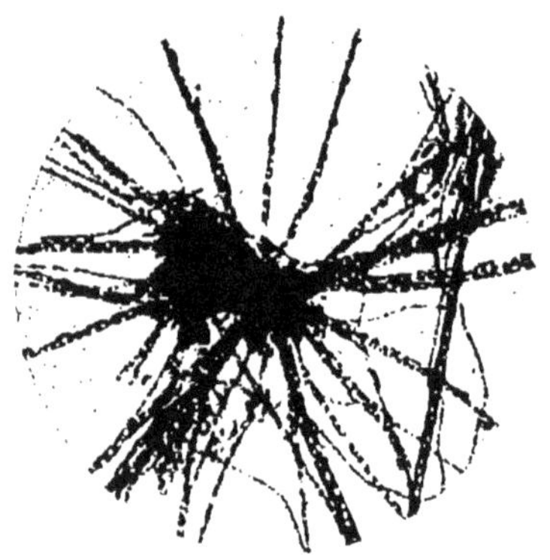

123. — Beggiatoa. — Violet de gentiane. — 1000 : 1.

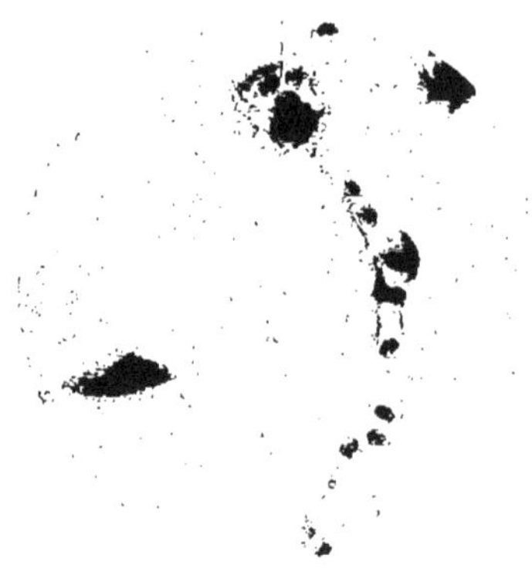

124. — Plasmodium de la Malaria. Coupe d'un vaisseau capillaire cérébral. — Bleu de méthylène. — 1000 : 1.

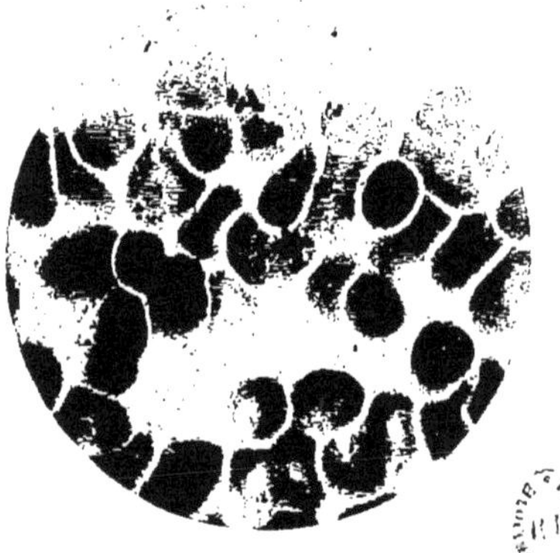

125. — Plasmodium de la Malaria. — Sang. Violet de gentiane. — 1000 : 1.

126. — Plasmodium de la Malaria. — Sang. Violet de gentiane. — 1000 : 1.

www.ingramcontent.com/pod-product-compliance
Ingram Content Group UK Ltd.
Pitfield, Milton Keynes, MK11 3LW, UK
UKHW012029240726
13965UKWH00002B/655